Manfred Domnowski
Burnout und Stress in Pflegeberufen

Für Mama –
und all die anderen Menschen, deren Herzen und Hände
ehrliche Liebe, Wärme und Geborgenheit schenken.

Manfred Domnowski

Burnout und Stress in Pflegeberufen

Mit Mental-Training erfolgreich aus der Krise

3., aktualisierte Auflage

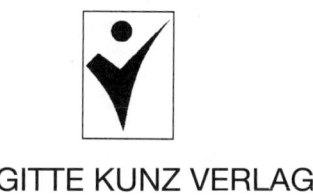

BRIGITTE KUNZ VERLAG

Bibliografische Information der Deutschen Nationalbibliothek
Die Deutsche Nationalbibliothek verzeichnet diese Publikation
in der Deutschen Nationalbibliografie; detaillierte bibliografische Daten
sind im Internet über http://dnb.ddb.de abrufbar.

ISBN 978-3-89993-755-8

Autor
Dipl. Soz. Päd.
Dipl. Päd. Manfred Domnowski
Schulstraße 16a
88131 Lindau/Bodensee

Manfred Domnowski verfügt über eine mehrjährige Tätigkeit in der Pflege und in anderen medizinischen und sozialpflegerischen Einrichtungen sowie über langjährige Erfahrung als Dozent für Erwachsenenbildung, sowohl in der Kranken-, Alten- und Familienpflege als auch in der Fort- und Weiterbildung für Pflegekräfte. Er ist ausgebildeter Mental- und Anti-Aging-Trainer.

Mehr wissen – besser pflegen!

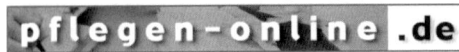

Besuchen Sie unser Pflegeportal im Internet.

Brigitte Kunz Verlag

© 2010 Schlütersche Verlagsgesellschaft mbH & Co. KG,
        Hans-Böckler-Allee 7, 30173 Hannover

Satz: PER Medien+Marketing GmbH, Braunschweig
Druck: Druck Thiebes GmbH, Hagen

Inhalt

Vorwort

Burnout – diese Erfahrung machen viele Helfer irgendwann in ihrem beruflichen Alltag. Plötzlich wird die Welt dumpf und kalt erlebt, der einstmals geliebte Beruf zur Qual. Die meisten Wünsche, Ziele, Hoffnungen und Träume zerplatzen unter dem vielfältigen Druck, der den Helfer wie ein Korsett mehr und mehr zuschnürt, ihm immer weniger Freiraum lässt und die notwendige Luft zum Atmen nimmt.

Der Ehrgeiz, die Euphorie und der Idealismus während der ersten Phase im Beruf weicht der schmerzlichen Erkenntnis, dass man selbst auch diesem »Virus«, der an anderen aus scheinbar immuner Position heraus mitleidig, aber »selbstsicher« beobachtet wird, erliegen kann.

Burnout ist kein Phänomen, das auf das Individuum beschränkt bleibt – nein, vielmehr kann daraus eine »Familienkrankheit« und gar ein »soziales Leiden« werden, denn kaum ein Bereich in der Lebenswelt eines Betroffenen bleibt davon unberührt – ein Übel mit 1000 Gesichtern, schnell zupackend oder schleichend, tückisch und gemein, hinterhältig, listig und immer destruktiv, leider häufig mit traurigen Folgen für alle Beteiligten. Erschreckend ist zugleich das Wissen, dass man diesem Leiden immer und immer wieder erliegen kann, eine Immunität stellt sich nicht ein, eine »Schutzimpfung« scheint vergeblich.

Ich selbst wurde mit diesen Schattenseiten im intensiven Umgang mit Menschen während meiner dreijährigen pflegerischen/sozialpflegerischen Tätigkeit in einem Altenheim konfrontiert. So musste ich erleben, wie selbst erfahrene Pflegekräfte mit Legionärscharakter, die also unverwüstlich schienen, an den vielfältigen Anforderungen ihres Berufes verzweifelten und auch zerbrachen; Berufsanfänger schnell scheiterten und die Profession aufgaben. Häufige Krankmeldungen durch zahlreiche Beschwerden, Dienst nach Vorschrift, Abneigung gegen Bewohner und sogar gefährliche Pflege durch bewusste Ignoranz, mangelnde Empathie und Interessenlosigkeit führten zu zahlreichen Konflikten mit zum Teil dramatischem Charakter.

Die Folgen dieser Entwicklungen, die gerade in unserer Zeit besonders in Erscheinung treten, tragen wir alle und zahlen einen hohen Preis dafür. Doch am meisten sind die Menschen davon betroffen, die das schwächste Glied in dieser Kette darstellen – die Menschen, die von ihren Helfern abhängig sind. Ihre Lobby ist klein und nicht besonders stark. Es ist eben sehr schwer, sich aufzulehnen, wenn man alt und/oder krank, hilfsbedürftig und des Lebens müde geworden ist. Aus Angst wird geschwiegen, erduldet, ertragen und resigniert.

Das Schicksal meiner Kollegen und gerade auch das Schicksal der vielen alten Menschen, die ich begleiten durfte, ist mir Motivation zu dieser Arbeit. So soll sie auch ein Anstoß für alle sein, die sich berufen fühlen, den Menschen zu dienen, sich dieser großartigen Aufgabe mit Herz und Verstand zu stellen, sie mit Leib und Seele auszuüben, selbst dann noch, wenn der Dank »nur« in einem müden Lächeln aus einem alten, vom Leben gezeichneten Gesicht besteht. – Das ist eine Forderung des eigenen, ach so anfälligen Lebens.

Vorwort zur 3. Auflage

Ich habe das vorliegende Buch für die dritte Auflage umfangreich überarbeitet. Sie erhalten zu den wichtigsten Begriffen ein Profil, das Ihnen eine schnelle, aber detaillierte Zusammenfassung liefert. Außerdem finden Sie Informationen zur Stressentstehung/-prägung und den Auswirkungen auf die Persönlichkeitsentwicklung. Ich stelle dabei einige wichtige Erkenntnisse aus Untersuchungen vor, die von »neuen« Forschungsrichtungen gemacht worden sind und auf dem wissenschaftlichen Podium lange belächelt wurden: die Pränatale Psychologie und Medizin.

Darüber hinaus finden Sie neben dem bekannten Kapitel der pädagogischen Intervention nun auch ein völlig neues Kapitel – die entwicklungsorientierte Intervention – vor. In diesem Abschnitt wird die Technik des Mental-Trainings umfangreich und ausführlich vorgestellt und am Beispiel einer dieser Techniken (Visualisierung) näher beleuchtet.

Sie lernen eine Technik kennen, die Sie leicht in Ihr ganz persönliches Bewältigungsprogramm integrieren können. Fragebögen zur Selbstreflexion unterstützen diesen Prozess.

Lindau am Bodensee, im Mai 2010   Manfred Domnowski

Einleitung

Die Erfahrungen der letzten Jahre zeigen deutlich eine Veränderung in der Entwicklung von Helferberufen. In kaum einem Berufszweig ist die Fluktuation so hoch wie gerade in diesem. Hinzu kommt die allmähliche sinkende Zahl von jungen Auszubildenden, die steigende Zahl von Zweitausbildungen nach Mutter- und Hausfrauenjahren (speziell in der Altenpflege), aber auch das gesellschaftliche Phänomen der Single-Haushalte, die eine Pflege von Angehörigen nicht mehr leisten können oder wollen.

Die Suche nach einem vermeintlich krisensicheren »Job« treibt mehr und mehr »Amateure« in Helferberufe. Darin liegt eine große Gefahr, denn oft ist es blanke Selbstüberschätzung zu glauben, es ließe sich alles lernen, man sei für alles geeignet, und »helfen« könne schließlich jeder. So lassen sich zukünftige Helfer mehr oder weniger gut ausbilden, ohne genaue Vorstellungen davon zu haben, welche Voraussetzungen Sie unbedingt brauchen, um wirklich helfen zu können und was in der Praxis von Ihnen erwartet wird.

Neben einer realistischen Selbsteinschätzung, theoretischen und praktischen Kenntnissen, ist die Grundvoraussetzung des Helfens die Empathie.

Die Gabe des Einfühlungsvermögens ist gleichzeitig Segen und Fluch. Ohne Einfühlungsvermögen, also die Fähigkeit, einen anderen Menschen in seiner Persönlichkeit, in seinem Gefühlsleben, in seiner Gedankenwelt zu folgen, diese gleichsam zu erfassen und dieses sein Gegenüber auch spüren lassen zu können, wird Helfen nur eine technisierte, seelenlose Abfolge einer gelernten Mechanik sein. Gleichzeitig liegt hier auch die Wurzel des Fluchs. – Denn lässt man sich zu sehr auf das Leben, das Schicksal eines Betroffenen ein, ist die Gefahr sehr groß, von diesem Gefühlsstrudel mitgerissen und in die Leere gezogen zu werden. Diese Gratwanderung ist sehr schmal, gefährlich und bedarf einer dauernden Korrektur in vielfältiger Weise. Darin liegt die Notwendigkeit einer fundierten pädagogischen Ausbildung, denn nur die Kenntnisse der Gefahren, der möglichen schädigenden Einflüsse, der Zusammenhänge von Stress und Krankheit, von Burnout und notwendigen Reaktionen zur Korrektur darauf, nicht zuletzt mit dem Gedanken einer unumgänglichen ganzheitlichen Persönlichkeitsentwicklung, ergeben eine Mixtur, die es dem Helfer ermöglicht, den täglichen und wachsenden Anforderungen noch gerecht zu werden.

Gerade in den pädagogischen Interventionsmöglichkeiten liegt eine große Chance der wirklichen Hilfe für Helfer und Betroffene; damit der Pflegeauftrag der »Mitfühlenden Fürsorge« Sauerbruchs an sein Pflegepersonal nicht nur zu einer hohlen Farce mutiert und ungehört verhallt, sondern vielmehr gelebter Alltag in den Helferberufen wird und bleibt.

Das vorliegende Buch kann nur ein negatives Phänomen im Helferalltag, das »Burnout« und mögliche Interventionen herausheben. Doch gerade diese berufliche Schädigung zeigt deutlich, wie wichtig eine Zusammenarbeit von Aufklärung und Prophylaxe im pädagogischen Rahmen ist.

Das bedeutet aber, dass auch Pädagogik ihr Bewusstsein neu zu überdenken hat, dass die Anforderungen an ihre Leistungen sowie auch die Möglichkeit ihres Einsatzes steigen werden, will man die Erwartungen, die viele Betroffene, aber auch andere wissenschaftliche Disziplinen stellen, auch nur annähernd erfüllen.

Gerade die berufliche Gefährdung des Helfers zwingt zu einer großen Flexibilität der Pädagogik und ihrer Interventionsmaßnahmen; zu schnell wandeln sich Lebenszusammenhänge, die die Neuorganisation nicht nur eines Individuums, sondern eines oft großen Umfeldes nötig machen.

Das Erkennen der komplexen Zusammenhänge des »Burnout«-Phänomens setzt ein breit gefächertes Wissen voraus, will Pädagogik lebenslagenorientiert arbeiten. Durch frühzeitige, versierte Anwendung berufsspezifischer Fähigkeiten und individueller Ressourcen erreicht der Helfer ein Maximum an Widerstandskraft gegen berufliche Deformationen.

Dieses Buch will dazu beitragen, den vielen Helferberufen diese Sachverhalte besser verständlich zu machen, sie ihnen näherzubringen. Unumgänglich ist hierfür eine gründliche Einarbeitung in die Materie, soll die Arbeit des Helfers effizient und wirksam werden.

So ist gewährleistet, dass auch der mit der Thematik weniger vertraute Helfer diese Arbeit erfassen kann, eigene Ressourcen erkennt bzw. ihm aufgezeigt werden und in ihr eine kleine Hilfe im Umgang mit sich und seinem Klienten, Bewohner oder wer auch immer ihm anvertraut wird findet. So können der Helfer und nicht zuletzt ein ganzer Berufsstand wie auch alle Betroffenen zu neuen Perspektiven gelangen.

Und das ist es doch, was wir wollen.

1 Von der christlich-caritativen Liebestätigkeit zur professionalisierten Dienstleistung

Ihren Ursprung hat die organisierte, berufliche Krankenpflege im 19. Jahrhundert. Gleichzeitig vollzog sich damals auch ihre Festschreibung als Frauenberuf. Zuvor sah man in der Ausübung der Krankenpflege Berufung, christliche Nächstenliebe und den Wunsch nach Seelenheil.

Im Verlauf des 19. Jahrhunderts änderte sich diese Situation aufgrund tiefgreifender Umwälzungen in sozialen, politischen und wissenschaftlichen Bereichen. Daraus ergab sich auch ein drastischer Wandel in der pflegerischen Versorgung an sich.

Ursachen:
1. Die zunehmende Industrialisierung brachte einen höheren Bedarf an organisierter Krankenpflege mit sich, der nicht allein durch konfessionell gebundene Schwestern geleistet werden konnte, zumal gleichzeitig althergebrachte soziale Sicherungssysteme, z. B. die ländliche Großfamilie, mehr und mehr schwanden. Zu diesem Zeitpunkt betraten immer mehr weltanschaulich ungebundene Einrichtungen die »Pflegeszene«. Der Begriff »Pflegepersonal« entstand.
2. Mit der Entwicklung einer neuen gesellschaftlichen Schicht, dem Bürgertum, wurde ein neues Frauenbild mit den Attributen Dienen, Pflegen und Helfen kreiert. Erstmals stand nun eine Personengruppe zur Verfügung, aus der heraus man Arbeitskräfte für die Krankenpflege schöpfen konnte.
3. Fortschritte in der Medizin und andere neue wissenschaftliche Erkenntnisse, speziell in den Naturwissenschaften, schufen ein völlig neues Bild und Verständnis von Krankheit und Behandlung.

Diese höheren Leistungsanforderungen an Pflege und medizinischer Versorgung bestimmten alsbald auch das Maß an medizinischem Wissen und dessen Umsetzung in der Pflege. Eine angemessene Krankenpflegeausbildung musste entwickelt werden.

Die »bürgerliche Frau« mit ihren Vorzügen der Sittsamkeit, Demut, Geduld, Gutmütigkeit und anderen »typisch weiblichen Wesenszügen« war die Idealbesetzung für diesen Beruf. Im Verlauf der weiteren großen Umwälzungen in den Naturwissenschaften stiegen auch die behandlungspflegerischen Elemente, die eine differenzierte Ausbildung erforderten. Gleichzeitig wuchs auch die Säkularisierung in der Pflege, sodass ein Wertewandel stattfand.

> Pflege wurde nicht nur aufgrund eines bei Frauen »genetisch festgelegten Programms« (Wesen der Frau) oder wegen eines christlich-humanitären Ideals ausgeübt, vielmehr wandelte sich Pflege zur Exekutive der ärztlichen Anordnungen.

1.1 Ursprünge und Entwicklung von Helferberufen am Beispiel der Krankenpflege

Die Anfänge des heutigen Krankenhauswesens entwickelten sich mit dem aufblühenden Christentum aus Fremdenherbergen (Hospiz), in denen Reisende, Pilger, Fremde und Arme Unterkunft und Fürsorge fanden. Für diese Unterkunftsstätten des 4. nachchristlichen Jahrhunderts bürgerte sich die Bezeichnung »Hospital« oder aber auch »Hôpital« (lat. Hospitale = gastlich) ein. Mehr und mehr entwickelte sich der Gedanke, einen Ort zu schaffen, an dem aktive »Liebestätigkeit« im Sinne einer »Nächstenliebe« für Schwache und hilflose Menschen geschaffen werden musste.

Bischof Basilius (329–379) mit dem Beinamen »der Große« ließ vor den Toren seiner Bischofsstadt Caesarea in Kappadokien um 368 n. Chr. einen großen Hospitalkomplex bauen. Dieser bestand sowohl aus mehreren Gebäuden für die Krankenpflege als auch aus Herbergen, Armenhäusern und Einrichtungen für Hilfe suchende Frauen. In diese Zeit fiel auch der Begriff »Nosocomium« (griech. Nosos = die Krankheit und comeo = ich pflege), mit dem das Gebäude der Kranken bezeichnet wurde. Von diesem Begriff lässt sich später die deutschsprachige Bezeichnung »Krankenhaus« ableiten.

Die weitere Verbreitung des Christentums und massive politische Veränderungen führten dazu, dass diese Einrichtungen mehr und mehr von Ordensgemeinschaften übernommen wurden. Im frühen Mittelalter erkannte man schnell, »dass man mit Hilfe von Hospitälern, Isolieranstalten und Seuchenasylen nicht nur der tätigen Nächstenliebe eine effektvolle Wirkungsstätte schaffen konnte, sondern dadurch auch hygienische Möglichkeiten zum Schutz der Bürger in den wachsenden Städten zur Verfügung hatte.«[1]

Später, zur Zeit des hohen Mittelalters, ließ man dann in jenen Einrichtungen im Angesicht von Seuchen wie Pest und Lepra diese Infektionskrankheiten isolieren, ärztlich überwachen, kontrollieren und daraus neue praktische medizinische Erkenntnisse gewinnen.

All diese Institutionen waren geprägt von militärischer Ordnung mit Kommandoton und Gehorsam.[2]

Im Zuge der weiteren Entwicklung kam es dann im 18. Jahrhundert zum Bau von großen Krankenanstalten mit Massenquartiercharakter. Mehr und mehr nahmen auch Forschung und Ausbildung in diesen Einrichtungen Raum ein.

Im Laufe des 19. Jahrhunderts entwickelten sich »diese Anstalten für Kranke, die dort auf absehbare Zeit stationär behandelt wurden, zu einer medizinisch optimalen Pflegestätte mit besonderen baulichen, administrativen und hierarchischen Strukturen für kranke Bürger aller Bevölkerungsschichten.«[3]

Universitäten machten sich dieses zunutze und gliederten mehr und mehr Ausbildungsbetriebe an. Damit kam es zur festen Etablierung der Klinik, die somit drei Funktionen unter einem Dach zusammenfasste:
- die Heilung von Kranken,
- die medizinische Forschung und
- die Ausbildung von angehenden Ärzten.

Die weitere enorme und ständig fortschreitende Entwicklung in der Medizin, die Schaffung und Etablierung von verschiedenen medizinischen Fachdisziplinen führte zum Bau von medizinisch-klinischen Zentren mit angeschlossenen Instituten, in denen Therapie und Diagnostik zentralisiert wurden: Das Großkrankenhaus war geboren. Im Zuge der weiteren Technisierung in der Medizin wurden

---

1   vgl. Murken, A. H. (1990). »Geschichte des Hospitals- und Krankenhauswesens im deutschsprachigen Raum«, in: Illustrierte Geschichte der Medizin, S. 1541 Band 3, Andreas Verlag, Salzburg
2   vgl. Hackethal, J. (1979). Krankenhaus. Molden Verlag, Wien, München, Zürich, Innsbruck
3   vgl. Murken, a. a. O., S. 1541

sowohl diagnostische als auch therapeutische Initiativen mehr und mehr »apparatisiert«. Die Großkliniken entwickelten sich zu »High-Tech-Bettenburgen«, in denen sowohl die dort tätigen Ärzte, das Pflegepersonal als auch die von Pflege Betroffenen Mechanismen unterworfen wurden, die sie selbst kaum überblicken, durchschauen und beurteilen konnten.

Heute, im 21. Jahrhundert, sind diese medizinisch-technischen Hochleistungszentren Orte, in denen die Heilkunde große Erfolge erzielt. Doch diese Mammutkliniken zeigen auch die Grenzen institutionalisierter Heilkunde und Krankenpflege: Mit der stetigen Technisierung, den anonymen Strukturen, den vermehrten Arbeitsbelastungen und Anforderungsprofilen, aber auch mit dem Wandel des Zeitgeistes vollzieht sich eine Wandlung der Einrichtungen und der darin beschäftigten Menschen.

■ Moderne Institutionen, einst geschaffen, um »einer der besten menschlichen Eigenschaften Ausdruck zu geben« (…), »der Barmherzigkeit oder dem, was wir im alten Sinne unter Menschlichkeit verstehen«, laufen Gefahr, zu »Krankenfabriken« zu verkommen.

1.2 Ursprünge und Entwicklung von Helferberufen am Beispiel Altenpflege

Die Pflege und Versorgung alter und hilfsbedürftiger Menschen oblag seit Jahrhunderten der Familie. Sie galt als eine sowohl moralische, wirtschaftliche als auch selbstverständliche Aufgabe, die meistens von den Frauen geleistet wurde.

Solange diese »Funktionseinheit« intakt war, zählte es zur Ausnahme, aufgrund von Armut, Krankheit oder Siechtum in einem Armenhaus oder einer Siechenanstalt sein Leben zu beenden. Doch durch die wachsenden sozialen, politischen und gesellschaftlichen Umbrüche lösten sich auch die einstmals recht brauchbaren Strukturen der Großfamilie auf. Eine organisierte Hilfe für altersschwache und alterskranke Menschen wurde notwendig.[4] Hospitäler, Pfründneranstalten und Versorgungshäuser übernahmen zu einem großen Teil die »Altenpflege«, die von der Armenpflege kaum zu trennen war.

---

[4] Köther, I.; Gnamm, E. (1990). Altenpflege in Ausbildung und Praxis, Thieme Verlag, Stuttgart 1990, S. 41 ff.

Das Bürgertum mit seinen politischen Selbstständigkeitsbestrebungen versuchte, unabhängig von den Kirchen, Einrichtungen zu schaffen, in denen vor allem ortsansässige Menschen Aufnahme und Versorgung finden sollten. Die Blütezeit der genossenschaftlichen Selbsthilfe, z. B. in den Adelsgenossenschaften, den Bruderschaften, aber auch in den Zünften der Handwerker, begann. »Die Mitglieder dieser Genossenschaften unterstützten sich gegenseitig bei Armut und Not, meist durch Gewährung von Darlehen, vielfach auch durch Abschluß von Verträgen mit Spitälern, um kranken Genossen dort ein Unterkommen zu sichern.«[5]

Aus der Sitte, sich in eine solche Einrichtung einzukaufen, um seinen Lebensabend zu sichern, entstand das »Pfrundwesen«, das noch heute aktuell ist. Diese Anstalten sind die Vorläufer der heutigen Altenheime. Die Räume waren so gestaltet, dass zehn bis 20 Bewohner dort gemeinsam wohnten und schliefen. Nur wohlhabende Pfründner erhielten Einzelzimmer. Das Inventar musste von den Betroffenen selbst mitgebracht werden, bei Tod fiel die Hinterlassenschaft an das Hospital.

Die Notzeiten des 15./16. Jahrhunderts ließen für die Mehrzahl der alten Menschen die Möglichkeit, den Rest ihres Lebens in eben diesen Einrichtungen zu verbringen, nicht zu.

Die Folgen des Dreißigjährigen Krieges (1618–1648) lähmten hoffnungsvolle reformatorische Neuordnungen der Armenpflege unter Luther (Hausarmenpflege) und führten gleichzeitig zu einer Stagnation der Anstaltspflege.

Mit dem Aufkommen des Humanismus zu Zeiten der Aufklärung und im Zuge der Industrialisierung mit ihrem starken Bevölkerungsanstieg fielen der Armenpflege neue Aufgaben zu: »Infolge der liberalistischen Auffassung vom Wesen und von den Aufgaben des Staates ist jedoch die staatliche Armenpflege bis zu Beginn der Sozialgesetzgebung der 80er Jahre nicht über ein Almosengeben gegen die äußerste Not hinausgekommen.« »Im Gegensatz zur öffentlichen Armenpflege hat sich die private einschließlich der kirchlichen Wohltätigkeit im ganzen 19. Jahrhundert mit größter Liebe bemüht, das Schicksal der Alten zu mildern und würdige alte Personen vor dem Anheimfallen an die öffentliche Armenpflege zu bewahren.«[6]

---

[5] Rückert, W. (1992). Bevölkerungsentwicklung und Altenhilfe. KDA-Forum, Köln, S. 159
[6] Beske, F. (1992). Das Gemeinschaftsleben in Altersheimen, in: Rückert, Willi, a. a. O., S. 160

Die neu gegründeten Einrichtungen waren bereits Altersheime oder Alterswohnheime. Doch viele dieser Anstalten forderten Einkaufssummen, die mit höherem Eintrittsalter geringer angesetzt wurden. Entsprechend der Einkaufssumme und dem sozialen Status war dann auch die Unterbringung. Nicht selten waren diese Häuser auch nur für bestimmte Stände oder Schichten des Bürgertums vorgesehen. Die armen Alten fristeten ihr Dasein in öffentlichen Sammelanstalten.

Eine Denkschrift zur Einrichtung von Kreis- und Armenhäusern im Kreise Helmstedt aus dem Jahre 1888 zeigt dies deutlich: »Wir finden in den Armenhäusern Menschen der verschiedensten Art zusammengewürfelt, zusammengewürfelt nur deshalb, weil sie alle, ohne Unterschied aus welchen Ursachen, das Unglück gehabt haben, schließlich gänzlich der öffentlichen Armenpflege anheimzufallen. Wir finden da alte würdige Männer und Frauen, welche, von der Last der Jahre gedrückt, nicht mehr imstande sind, für ihren Lebensunterhalt selbst zu sorgen und nun, preisgegeben der öffentlichen Fürsorge, dieser doch nicht weiter teilhaftig werden, als eben nötig ist, um sie vor dem Tode durch Verhungern oder Erfrieren zu schützen; wir finden da Krüppel und Sieche, die, sei es durch Krankheit des Leibes oder der Seele, sei es durch einen besonderen äußeren Unglücksfall, der selbständigen Erwerbsfähigkeit beraubt sind und nun in einem Schmutzwinkel eines Armenhauses das kümmerliche Dasein fristen; wir finden da auch Liederliche, Faulenzer und Trinker, die es nicht besser haben wollten und sich darauf steifen, daß aus diesem oder jenem Grunde die Gemeinde für sie sorgen müsse. Solche und andere Elemente bilden die Bewohnerschaft eines Armenhauses; zusammengepfercht nur aus dem Grunde, weil sie alle der Armenpflege anheimgefallen, ungesondert aber nach der Art des ihnen Nötigen, ungesondert auch nach der Entstehungsursache ihrer Unterstützungsbedürftigkeit, bilden sie gewissermaßen eine besonders große Familie, eine Familie aber, in welcher die etwa vorhandenen Kinder unter den für ihre Entwicklung möglichst ungünstigen Verhältnissen heranwachsen, ja selbst geradezu Unsittlichkeiten nicht zu den Seltenheiten gehören.«[7]

Diese Zustände führten dazu, dass die Armenhäuser oft zum Schrecken der Bevölkerung wurden, eine Denkweise, die noch heute oftmals anzutreffen ist. Die Pflegeasyle dieser Zeit erforderten auch entsprechendes Personal. Nur unzureichend ausgebildet und meistens überfordert, verrohte das Pflegepersonal zusehends. Wie auch in den Hospitälern vergangener Zeiten, herrschte hier ein militärischer Ton, um dem Gewirr aus Krankheit, Leid, Tod und Menschen überhaupt Herr werden

---

[7]   Beske, F., a.a.O., S., 161

zu können. Man sprach von Insassen, die von Krankenwärtern, der Öffentlichkeit entzogen, eingesperrt und einer sozialen Kontrolle unterzogen wurden.

> Erst nach dem Ersten Weltkrieg wurden der Öffentlichkeit die Probleme älterer Menschen bewusst, da die Zahl der Alten stark zunahm, die Sterblichkeit sank und die geburtenstarken Jahrgänge immer älter wurden. In diese Zeit fiel der Begriff »Altenhilfe.«

Heimkonzepte wurden entwickelt, da der verarmte Mittelstand die Folgen nicht weiter auffangen konnte. Die beträchtliche Wohnungsnot erzwang nun Lösungen. Die Heimunterbringung wurde zu einem kostengünstigen Mittel zur Behebung dieses Zustandes.[8]

Nach dem Zweiten Weltkrieg nahm die institutionalisierte Altenpflege an Bedeutung und Umfang zu. Zunächst lag die Betreuung und Versorgung der alten Menschen in den Händen von Krankenschwestern/-pflegern. Doch ab 1959/60 kam es zu einem entscheidenden Strukturwandel im Bereich der Pflegeberufe.

Ursachen
1. in der Veränderung der Altersstruktur hinsichtlich eines zahlenmäßigen Anwachsens, der steigenden Lebenserwartung und der damit verbundenen Zunahme an Pflegebedürftigen;
2. in der Veränderung der Personalstrukturen der Einrichtungen durch fehlenden Nachwuchs an Ordensfrauen und Diakonissen;
3. und schließlich auch in den Veränderungen im Krankenhauswesen hinsichtlich Diagnostik, Therapie und Arbeitszeitverkürzung.

Das hatte zur Folge, dass der Bedarf an fachlich qualifizierten Pflegekräften stieg und die Personallücken durch unausgebildete Mitarbeiter geschlossen werden mussten. Auf dem Boden dieser Bedingungen entwickelte sich eine sehr verkürzte Krankenpflegeausbildung, die im Wesentlichen von Frauen mittleren Alters absolviert wurde. Sehr schnell wurde allerdings deutlich, dass dieses Wissen nicht ausreicht, um eine befriedigende Lebenssituation für die zu Pflegenden hinsichtlich ihrer physischen wie auch psychischen Bedürfnisse zu schaffen.

---

[8] Rückert, W., a. a. O., S., 161 ff.

Die Ausbildung wurde mehrfach spezialisiert, überarbeitet und modernisiert, sodass die Altenpflege heute ein hoch spezialisierter, moderner, sozial- und medizinpflegerischer, eigenständiger Beruf mit wissenschaftlichem Unterbau ist.

Wie sich das Bild der Ausbildung änderte, so entwickelte sich auch die Konzeptplanung für Alten- und Altenpflegeheime. Mehr und mehr wird die Architektur und die Einrichtung modernen, altersgerechten und medizinischen Standards angepasst, sodass die Altenheime der neuen Generation sowohl baulich, konzeptionell, betreuungs- und pflegetechnisch zu leistungsfähigen Unternehmen geworden sind, in denen die Menschen »optimal« ihren Bedürfnissen entsprechend gut versorgt werden können.[9]

Geändert hat sich jedoch die Bewohnerstruktur in Altenheimen. Die meisten Bewohner »befinden sich bereits beim Einzug in die Einrichtung in einem pflegebedürftigen Zustand (Wingenfeld & Schnabel 2002). Sie haben nicht nur körperliche Einbußen, sondern leiden oft auch an kognitiven Beeinträchtigungen (Demenz) ...«[10] Die Änderung des Klientels und zugleich die verzögerte Reaktion der Einrichtungen darauf, führen zu einer hohen Belastung des Personals.

 So liegen bei den »psychosomatischen Beschwerden« die Altenpfleger 40 bis 50 Prozent über dem Bundesdurchschnitt.[11]

---

[9] Köther & Gramm, a.a.O., S. 42
[10] Brause, M., Horn, A.; Schaeffer, D. (2010). Gesundheitsförderung in der stationären Langzeitversorgung, in: Pflegezeitschrift 2010, Jg. 63, Heft 1, S. 8
[11] Ebd., S. 9

2 Wege zum Helfen

»Helfen, beistehen, Beistand leisten, zur Seite stehen, unterstützen, assistieren, behilflich sein ...«[12] sind Begriffe, die eine Tätigkeit umschreiben, die zu den wünschenswerten Tugenden des Menschen zählt. Aber was wird unter »Helfen« verstanden? Wie wird man zum Helfer? Welche Fähigkeiten zum »Helfen«-können muss man besitzen?

2.1 Grundvoraussetzung des Helfens

Die Fähigkeit des Helfens ist an eine Grundvoraussetzung gebunden: das Einfühlungsvermögen soll Hilfestellung, nicht nur eine technisierte Dienstleistung darstellen.

Gerade in den Helferberufen bedarf es der Empathie, denn der intensive und direkte Kontakt mit Menschen, die direkte Interaktion, ist immer mit Gefühlen verbunden. Diese wirken auf den Mitmenschen und lösen ihrerseits wieder Gefühle aus.

Empathie ermöglicht dem Helfer im Zusammenspiel mit anderen Kompetenzen, die Arbeit am Klienten wirksam werden zu lassen.

Jörg Fengler hat dies in seinem Buch »Helfen macht müde« treffend beschrieben: »Helferinnen und Helfer müssen sich also nicht nur in das Fühlen des Klienten hineinversetzen können, sondern auch in seine Denkstrukturen und Denkabläufe, in seine Überzeugungssysteme, seine Anpassungsstrategien und seine Formen des nonverbalen Ausdrucks. ... den Bezugsrahmen des Klienten vollständig erfassen oder auch: dem Klienten in das Labyrinth seiner persönlichen Konstrukte zu folgen. Der Anspruch geht dahin, ihn in seiner Ganzheit zu verstehen und ihn dies auch spüren lassen.«[13]

---

12 Duden (1986). »Die sinn- und sachverwandten Wörter«. Dudenverlag, Mannheim, Wien, Zürich, S. 323
13 Fengler, J. (1992). Helfen macht müde. Pfeiffer Verlag, München, S. 21 ff.

Besonders deutlich wird dieser Prozess in einem indianischen Sprichwort: »Eine Meile weit in den Mokassins des anderen gehen.«[14]

2.1.1 Alltägliches und berufliches Helfen

Die Motive des Helfens sind sehr vielfältig. So kennen wir »Helfen als spontane Anteilnahme und Hilfsbereitschaft.«[15] Wir verspüren Freude und Wohlbehagen, wenn wir sehen, wie unsere unterstützenden Maßnahmen der Zuwendungen in Rat und Tat anderen Menschen Glück und Erleichterung bereiten, wenn sich dadurch neue Perspektiven ergeben.

Vom »Helfen aus Ratlosigkeit«[16] sprechen wir, wenn es sich um eine bestimmte Situation handelt, deren Aufforderungscharakter nicht deutlich auszumachen ist. Also eine Situation, die uns zum Helfen »verführt« und dadurch für unangenehme Gefühle sorgt: Helfen als Ersatz für andere Formen der Beziehungsgestaltung.

Helfen kann auch die Funktion eines »Kontaktersatzes«[17] haben. Gerade in den Helferberufen findet sich das Phänomen, dass Klienten zum wichtigsten Gesprächspartner werden können und der Helfer somit Schwierigkeiten in der alltäglichen Kommunikationsgestaltung produziert.

Helfen übt auf viele eine Faszination aus. Der Umgang mit Menschen, die Fähigkeit, anderen Sorgen und Leiden zu erleichtern, aber auch die Konfrontation mit dem Elend anderer Menschen führen dazu, eigene Probleme abzuwehren oder diese zu therapieren.[18]

Viele Helfer verspüren einen zwanghaften Drang zum Helfen. Sie sind nicht oder nur bedingt in der Lage, auf Hilfeleistungen zu verzichten, mit oftmals schädlichen Folgen für die persönliche Gesundheit.[19]

---

14 Fengler, a.a.O., S. 22
15 Fengler, a.a.O., S. 13
16 Ebd.
17 Ebd.
18 Fengler, a.a.O., S. 14
19 Ebd.

Der rein caritative Charakter des Helfens hat sich im Laufe der Zeit »verberuflicht«. Helfen ist zur Dienstleistung geworden, mit der sich Geld verdienen lässt. Je professionalisierter und ausdifferenzierter sich diese Entwicklung vollzieht, desto deutlicher wird der Käuflichkeitscharakter des Helfens.[20]

2.1.2 Motive der Berufswahl

Identifikation

Die Gründe, einen Helferberuf zu ergreifen, sind sehr unterschiedlich und individuell. So führt vielleicht die Begegnung mit einem Helfer, der dann einen tiefen Eindruck hinterlässt (Erfahrungen in positiver wie auch negativer Hinsicht sind möglich), dazu, selbst einen solchen Beruf zu ergreifen. Der Helfer wird zur Symbolfigur, dem nachzueifern ist (Identifikation), oder er bietet ein so schlechtes Beispiel, dass man sich aufgefordert fühlt, es besser zu machen.[21]

Interesse an sich selbst

Um den Helferberuf fach- und sachgerecht auszuüben, ist dieses Motiv unerlässlich, denn so führt beispielsweise eine Selbsterforschung dazu, Instrumente zu entwickeln, die den Zugang zum Gegenüber erleichtern oder erst ermöglichen, oder einfach gesagt: »Nur wer weiß, was Liebe ist, kann diese auch weitergeben.« So bleibt Helfen nicht nur Technik, sondern wird in der Reflektion mit sich selbst erst authentisch.[22]

Existenzsicherung

Wenn Helfen durch Ausbildung professionalisiert wurde, Helfen zur Ware geworden, also käuflich ist, so ist es doch legitim, dafür eine Bezahlung zu erhalten. Kenntnisse, Fähigkeiten, Fertigkeiten und die persönliche Arbeitskraft werden zur Verfügung gestellt, ein anderer ohne dieses Wissen und Können nimmt sie in Anspruch und bezahlt dafür. Somit wird dieser Prozess zum Geschäft mit dem Vorteil für den Hilfesuchenden, Kritik äußern zu können, ohne das Gefühl zu haben, Almosenempfänger zu sein. Es sei allerdings noch anzumerken, dass das Motiv der Existenzsicherung nicht die Haupttriebfeder zur Berufswahl sein sollte.

---

[20] Ebd.
[21] Fengler, a.a.O., S. 16
[22] Fengler, a.a.O., S. 17

Eine darüber hinausgehende Motivation und innere Haltung ist unbedingt notwendig. Ist diese nicht vorhanden, wird sie vom Klienten auch als Defizit erlebt.[23]

Macht und Abhängigkeit

Wissensvorsprünge oder das Beherrschen von Fähig- und Fertigkeiten gegenüber anderen stellen immer einen Vorteil dar und erlaubt eine bessere Position. Dies ist oft mit dem Erleben von wohligen Gefühlen, mit Sicherheit und Überlegenheit für den Helfer verbunden. Gleichzeitig zeigt es dem Gegenüber deutlich seinen schwächeren Standort und seine Defizite. Das Gefühl, Regisseur und Konstrukteur zu sein, die Fähigkeiten zu besitzen, andere von ihrem Unglück zu »erlösen«, stellt unbedingt ein starkes Motiv zur Berufswahl dar.[24]

Begegnung

Die Möglichkeit, helfend tätig zu sein, eröffnet auch immer die Chance, Einblicke in andere Lebenswelten mit all ihren Wünschen, Träumen, Hoffnungen, aber auch mit einer Vielzahl von Irrungen und Wirrungen, mit Ängsten und Sorgen zu bekommen. Der Helfer erlebt ein Leben aus »zweiter Hand« und macht so Erfahrungen, die ihm selber vielleicht verschlossen geblieben wären. In diesem Kontakt besteht die Möglichkeit einer tiefen Begegnung, einer menschlichen, aufrichtigen und ehrlichen Anteilnahme sowie der gegenseitigen Aussicht, seine Personalisation positiv voranzutreiben, wobei der Helfer seine Professionalisierung nicht aus den Augen verlieren sollte.[25]

---

[23] Fengler, a.a.O., S.17ff.
[24] Fengler, a.a.O., S.18
[25] Fengler, a.a.O., S.19

3 Burnout – Phänomen und Pathogenese

Der Begriff »Burnout« ist in den letzten Jahren immer öfter ins Licht der Wissenschaft gerückt und von den Medien verbreitet worden. 2006 ging man davon aus, dass rund 40 % der Pflegekräfte in Krankenhäusern, Symptome eines Burnouts zeigten.[26]

Was ist das für ein seltsamer Zustand, der im fortgeschrittenen Stadium sogar zur Berufsaufgabe oder zum Selbstmord zwingen kann? Welcher Typ von Mensch zeigt sich besonders anfällig? Warum sind es gerade Helfer, die zu dieser Erscheinung neigen? Oder ist es eine besondere Spezies von Helfer, die prädestiniert ist, in die Falle eines Burnout zu geraten? Im weiteren Verlauf soll versucht werden, unter Berücksichtigung charakteristischer Persönlichkeitsmerkmale des Helfers, dieses Phänomen näher zu beleuchten.

3.1 Zur Entwicklung des Altruismus

Untersuchungen zum Herden-Verhalten bei Tieren (Hamilton 1971)[27] zeigten, dass altruistische Verhaltensweisen biologisch begründbar und als Phänomen oft beobachtbar sind: Sie dienen als Schutz der Nachkommenschaft. So ergaben Forschungen und Beobachtungen bei Primaten, die man machte, um altruistische Verhaltensweisen des Menschen zu erklären, dass die Versorgung von Rhesusaffenjungtieren von nicht blutsverwandten, selbst kinderlosen Weibchen, sogenannten »Tanten«, bei Tod der leiblichen Mutter übernommen wurde. Im Vorfeld kam es zu einer sozialen Annäherung zwecks Anbindung an das Mutter-Kind-Paar durch die allein lebenden Tiere. Andere Untersuchungen zum Herdenverhalten zeigten, dass die Nachkommenschaften oftmals vehement und um jeden Preis vor natürlichen Feinden beschützt werden, sei es durch das Muttertier, oder aber durch die

---

26 burnout bei Pflegekräften in Häusern der Maximal- und Grundversorgung: Welchen Einfluss haben organisatorische Faktoren, im Internet. http://www.egms.de/static/de/meetings/gmds2007/07gmds508. shtml [Zugriff am 17.03.2010]

27 Vgl. Hamilton, D. (1971). Selection of selfish and altristic behavior, in: J. F. Eisenberg, J. F.; et al. (Ed): Man and breast. Smithonian Institution Press, Washington

ganze Herde. Schmidbauer entwickelt in Anlehnung an William Hamilton[28] dazu folgende Definition zum Altruismus: »... die Bereitschaft, eine Gefahr für sein eigenes Wohlergehen hinzunehmen, um einem Artgenossen zu nützen, während beim egoistischen Verhalten die Schädigung eines Artgenossen in Kauf genommen wird, um die Überlebenschancen des Individuums zu verbessern.«[29]

Trotz starker kultureller Überformung der menschlichen Gesellschaften lassen sich diese biologischen Fundamente noch heute beim Menschen beobachten. So werden Mütter, sofern sie über eine gesunde emotionale Bindung zu ihren Kindern verfügen, immer das Wohl des Kindes suchen, selbst wenn es den eigenen Tod kosten würde.

Ein Paradebeispiel für altruistisches Verhalten liefert das alte Testament: »Salomonisches Urteil. 16. Damals kamen zwei Dirnen zum König und traten vor ihn. 17. Die eine sagte aus: »Mit Verlaub, mein Herr, ich und diese Frau wohnen im gleichen Haus. Ich gebar bei ihr im Haus. 18. Drei Tage, nachdem ich geboren hatte, gebar auch diese Frau. Wir waren beisammen; kein Fremder befand sich bei uns im Haus außer uns beiden. 19. Da starb der Sohn dieser Frau in der Nacht, denn sie hatte sich auf ihn gelegt. 20. Mitten in der Nacht stand sie auf, nahm mein Kind von meiner Seite fort, während deine Magd schlief, und legte es an ihren Busen. Ihr totes Kind aber legte sie zu mir. 21. Morgens stand ich auf, um mein Kind zu stillen, und sah, daß es tot war. Als ich es aber am Morgen genauer anschaute, erkannte ich, daß es nicht mein Kind war, das ich geboren hatte.« 22. Die andere Frau aber warf ein: »Nicht so, mein Kind lebt, und dein Kind ist tot!« Darauf die erste: »Nein, dein Kind ist tot, und meines lebt!« So stritten sie vor dem König. 23. Der König sprach: »Diese sagt: Mein Kind lebt, und dein Kind ist tot. Jene behauptet: Nein, dein Kind ist tot, und mein Kind lebt.« 24. Da befahl der König: »Bring mir ein Schwert!« Man brachte das Schwert vor den König. 25. Und der König entschied: »Teilt das lebendige Kind in zwei Stücke und gebt die eine Hälfte der einen, die andere Hälfte der anderen!« 26. Doch da bat die Mutter des lebendigen Kindes den König, weil sich das Mitleid mir ihrem Kind in ihr regte: »Mit Verlaub, mein Herr, gebt ihr doch das lebendige Kind und tötet es nicht!« Jene aber bestand darauf: »Es gehöre weder dir noch mir! Teilt es auseinander.«

---

[28] Ebd.
[29] Schmidbauer, W. (1995). Die hilflosen Helfer. Rowohlt Verlag, Hamburg, S. 27 ff.

27. Da fällte der König die Entscheidung: »Gebt der anderen das lebendige Kind und tötet es nicht! Sie ist seine Mutter.« 28. Ganz Israel vernahm das Urteil, das der König gefällt hatte. Man bekam Ehrfurcht vor dem König; denn man sah, dass Gottes Weisheit in ihm wohnte, um Rechtsentscheide zu treffen.«[30]

3.1.1 Urformen altruistischen Verhaltens

Bei näherer Betrachtung der menschlichen Evolution lässt sich feststellen, dass der Mensch immer dann in seinem Überlebenskampf erfolgreich war, wenn er sich in Gemeinschaft befand. Die primäre soziale Bezogenheit des Menschen erleichterte ihm die Notwendigkeit des altruistischen Verhaltens, denn dies sicherte mit dem Überleben der Gemeinschaft auch das individuelle. Das Phänomen des sozialen Teilens als Urform altruistischen Verhaltens findet sich deutlich in den ursprünglichen Jäger- und Sammlerkulturen, die durch soziale Normen, so genannte Teilungsprozeduren, festgelegt waren. Schmidbauer schreibt dazu: »Grundprinzip der Teilungsregeln, die durch vielfältige Maßnahmen ausgestaltet werden, ist die Erhaltung von Kindern, schwangeren Frauen, kranken und alten Leuten.«[31]

So ist es bei den Hadzu, einem Eingeborenenstamm in Tansania, üblich, dass ein Teil der Beute dem Mann zufällt, der den Pfeil zur Verfügung stellte, mit dem das Tier erlegt wurde.[32] Altruismus ist ein Ergebnis der biologischen und kulturellen Evolution, gegründet auf dem Lebensstil der Jäger und Sammler der Ursteinzeit. In dieser Zeit wurde keine Vorratswirtschaft betrieben, und auch die Nahrungsressourcen der näheren Umgebung waren rasch erschöpft. Besitz war Last, denn der damalige Mensch wurde häufig zum Wohnungswechsel gezwungen. Es wurde gemeinsam Nahrung beschafft und in der Regel auch im gemeinsamen Lager geteilt. Ein Verhalten, das auch bei Schimpansen zu beobachten ist.

Alter, Krankheit, Gebrechen und Tod wurden realistisch und ohne Sentimentalitäten gesehen. So haben es Betroffene fast immer akzeptiert, falls erforderlich, unter Hungerbedingungen auf den Wanderungen zurückgelassen zu werden, um so das Überleben der jüngeren Gruppenmitglieder zu sichern.[33]

---

30 Die Heilige Schrift. Pattloch Verlag, Aschaffenburg, 1973
31 Schmidbauer, a.a.O., S. 36
32 Ebd.
33 Schmidbauer, a.a.O., S. 37 f.

3.1.2 (Vor-)Geschichtliche Modelle des Helfers

Die Wurzeln eines ursprünglichen Modells des Helfens lassen sich im Schamanentum der Vorzeit finden. Das Amt des Schamanen wurde von jenem Sippen- oder Stammesangehörigen ausgeübt, der sich den Idealen der Lebensgemeinschaft am meisten verpflichtet fühlte und dies auch in seiner Lebensführung bewies. Es war aber auch durchaus möglich, dass eine Gruppe, die diese Voraussetzungen erfüllte, diese Funktion ausführte. Das Schamanentum war demnach stark kulturgebunden und äußerte sich durch kulturgeprägtes Verhalten. Der Schamane der Vorzeit musste seine Vielseitigkeit und sein Können immer dann unter Beweis stellen, wenn die Stammesgemeinschaft nicht mehr in der Lage war, mit Hilfe ihrer eigenen geistigen oder emotionalen Fähigkeiten Schwierigkeiten verschiedenster Art, nicht zu erklärende Phänomene oder einfach nur bestimmte Unwägbarkeiten des Lebens wie Krankheiten, Tod oder Naturkatastrophen zu begreifen und zu erklären.

Das Machtpotenzial eines Schamanen war beträchtlich und erklärt sich daraus, dass er Fähigkeiten und Kenntnisse besaß, über die die Gruppe nicht verfügte. Dieses Wissen bezog sich nicht auf Fähigkeiten zur Alltagsgestaltung, sondern meinte Weisheiten, die in der Lage waren, Unsicherheiten und soziale Grenz- und Ausnahmesituationen zu beherrschen.

Dazu bedienten sich die Amtsträger oftmals okkulter, magischer und mythologischer Instrumente (z. B. Trance, Symbole, geheime Mixturen, Fetische u. a.), die sie in gut organisierten Szenerien mit mystischer Atmosphäre zelebrierten, mit dem Ziel,»eine gestörte soziale Ordnung wieder »heil« zu machen, Verfehlungen von oder gegen Gruppenmitglieder aufzuklären«[34] oder aber um die Götter gnädig zu stimmen.

3.2 Zur Anthropologie des Helfersyndroms und seiner Persönlichkeit

Es lässt sich vermuten, dass die Ausprägung des Helfersyndroms einer bestimmten Persönlichkeitsstruktur bedarf, die praktisch als Nährboden dafür sorgt, dass es tatsächlich zu einem offenen, beobachtbaren Erscheinungsbild eines Helfersyndroms kommt.

---

[34] Schmidbauer, a.a.O., S. 41

Die Entwicklung dieser Persönlichkeitsstruktur scheint einem bestimmten Schema zu unterliegen, das in seiner Vollendung, in der Personalisation, Helfer »produziert«, die dann besonders anfällig für dieses »Krankheitsbild« sind.

Schmidbauer (1985) spricht in diesem Zusammenhang von einer »Helferpersönlichkeit« und meint damit nicht nur, dass bestimmte Dispositionen dazu führen, eher einen Helferberuf zu wählen als eine andere Profession auszuüben (Berufswahl und -ausführung durch Zwang-Unfreiheit), sondern dass sich darüber hinaus gegenwärtige seelische Störungen auf frühe Prägeprozesse zurückführen lassen.

3.2.1 Die Rolle des primären Narzissmus

Der Duden (1974) bezeichnet den Narzissmus als Eitelkeit, Selbstbezogenheit, Selbstliebe, aber auch als erotische Hinwendung zum eigenen Körper. In dieser Definition wird also die gefühlsmäßige Einstellung eines Individuums zu sich selbst beschrieben.

Um diesen Zustand zu verstehen, ist es nach Schmidbauer (1995) notwendig, das intrauterine Leben näher zu betrachten: Zwischen Mutter und Kind besteht in dieser Phase eine Einheit. Wohl versorgt, ist das heranwachsende Leben Teil des mütterlichen Organismus, aber eventuell schon in der Lage, eigene Gefühle zu empfinden. Da das Kind automatisch von der Mutter versorgt wird, also alle Bedürfnisse befriedigt werden, wird sich das Kind in diesem Zustand geborgen fühlen. So lässt sich vermuten, dass das Kind in dieser Phase seines Lebens keine psychische Trennung zwischen sich, der Mutter und der Außenwelt wahrnimmt. Dieser Zustand hält nach der Geburt noch einige Zeit an, wird aber vermehrt durch äußere Ereignisse durchbrochen.

Im Laufe der Entwicklung wird die Kontaktphase, in der der Säugling unbedingt eine Bezugsperson hautnah erleben muss und in der auch die Basis für das Urvertrauen gelegt wird, abgelöst von der Distanzphase. In dieser Phase wird die Umwelt für das Kind begreifbarer, und damit steigt auch die Wahrscheinlichkeit eines Konfliktes zwischen Symbiose (Mutter-Kind) und Individuation, da die Hilfe der Bezugsperson nur dann genutzt wird, wenn der individuelle Reizschutz des Kindes überfordert ist.

Der einstmals harmonische Primärzustand wird gestört durch das Erleben von Unlust und Schmerz. Daraus entwickeln sich über die Sicht des eigenen Organismus das Selbst und auch ein Bild über die Bezugspersonen (Objekte). Je mehr die Objekte in der Lage sind, den Reizschutz des Kindes aufrecht zu erhalten, ihn zu stärken, desto besser wird die Abgrenzung gelingen. Werden die Objekte unzuverlässig, kommt es also vermehrt zu Einbrüchen und schließlich zur Regression, um in den narzisstischen Primärzustand zurückzukehren, damit das Selbstgefühl keinen weiteren Schaden nimmt.

Dieser Mechanismus (Regression) bleibt oftmals ein Leben lang erhalten und zeigt sich nicht selten in der Verwandlung von Passivität in Aktivität, die dann auf eine Sache oder auf Menschen bezogen ist und sich durch grenzenloses Aufgehen und Engagieren äußert.

Daraus folgt eine Verschmelzung von Ding und Individuum und somit auch die Befriedigung von Bedürfnissen, – der intrauterine Zustand, der primäre Narzissmus ist wieder erreicht.[35]

3.2.2 Das abgelehnte Kind

Wie schon kurz dargelegt, bedarf es nach Schmidbauer biografisch früh erworbener Erfahrungen und Haltungen, um eine disponierende Persönlichkeitsstruktur aufzubauen, die dann ein »Helfersyndrom« ausbilden kann.

> Demzufolge sind nach Schmidbauer eine Ursache für eine »Helferpersönlichkeit« frühkindliche Erfahrungen, die ein Mensch zwischen den Polen »Ablehnung« und »Akzeptierung« ansiedelt.

Die Eltern-Kind-Beziehung ist eine Lebensgemeinschaft, die von Nähe und Abhängigkeit geprägt ist. Die Ablehnung eines Kindes durch die Eltern kann viele Ursachen haben, wesentlich dabei ist die Feststellung, dass das elterliche Erleben in Bezug auf das Kind (ist es gewollt oder nicht – passt es in die individuelle Lebensplanung?) als auch das Erleben und Verhalten des Kindes in einer Ablehnung oder zu einer Akzeptierung führen können. »In allen diesen vielfältigen Formen von Ablehnung entstehen kleinere oder größere, dem Ablehnungsreiz entsprechende narzißtische Schäden«.[36]

---

[35] Schmidbauer, a.a.O., S. 48 ff.
[36] Schmidbauer, a.a.O., S. 52

Aus der kindlichen Abhängigkeit heraus entwickelt sich das Bedürfnis, diese narzisstischen Schäden zu vermeiden oder sie wenigstens zu mildern, da die Eltern als allwissend und allmächtig erlebt werden. Die Idealisierung der Bezugsperson hat unmittelbare Folgen für das kindliche »Ich-Ideal«. Sie wird kritiklos übernommen und stabilisiert auf diese Weise die innerseelischen Werte und Normvorstellung und übt so eine Harmonisierungsfunktion auf das Selbstgefühl aus. Um aber eine »vollendete Ausgewogenheit« der inneren Struktur zu erfahren, ist es gleichzeitig notwendig, dass dieser Prozess auch das »Über-Ich« erfasst und Bestandteil der moralischen Instanz wird.[37]

Folge davon ist, dass das Kind aus seiner Abhängigkeit gegenüber den Eltern alles tun wird, um die ersehnte Zuwendung und Liebe zu erhalten. Hieraus wird der »Dienstleistungscharakter« von Emotionen deutlich. Emotionale Wärme und Hinwendung gibt es nur für entsprechendes Verhalten (Leistung) und gehorsame Anpassung, nicht aber um seiner selbst willen. (Kränkung des Selbstwertgefühls). Daraus folgt eine ungenügende Befriedigung oraler bzw. narzisstischer Bedürfnisse, wobei wichtig ist, dass sich das Kind abgelehnt fühlte, »weil es nicht genügend Sicherheit in einem einfühlenden Widerspiegeln und Begleiten seiner Entwicklung durch die Bezugspersonen fand.«[38]

Daraus entwickelt sich das Bedürfnis nach Anerkennung, Zuneigung und Geborgenheit, da die kindlichen Gefühlsverluste kompensiert werden müssen. Dieser Drang kann bis zur Selbstschädigung ausgelebt werden, wobei interessant ist, dass die Regulation des Selbstgefühls vorwiegend durch einseitige Beziehungen zu anderen Menschen geprägt ist.

Der »Helferpersönlichkeit« sind die Motive ihres Handelns nicht bewusst oder sie akzeptiert sie nicht. So versucht sie, andere so zu behandeln, wie sie selbst gern behandelt werden möchte, ohne es sich selbst einzugestehen.

Diese Menschen suchen gehäuft Kontakte zu hilfsbedürftigen Personengruppen, denn deren Abhängigkeit gewährleistet ein Ausleben des Helfersyndroms.[39] Der Vollständigkeit halber sei erwähnt, dass dieses Erklärungsmuster nach Schmid-

---

[37] Schmidbauer, a.a.O., S. 54ff.
[38] Schmidbauer, a.a.O., S. 56
[39] Wirsing, K.; Renz, A. (2007). Psychologie für die Altenpflege. Lernfeldorientiertes Lehr- und Arbeitsbuch, Beltz Verlag, Weinheim, S. 172

bauer sicherlich seinen Reiz hat, aber von anderen Autoren durchaus kritisch gesehen wird.

So weist Fengler (1992) darauf hin, dass ernsthafte empirische Nachweise für dieses Erklärungsmodell fehlen. Er gibt zu bedenken, dass durch den Begriff des »Helfen-Müssens« das Helfen insgesamt diskreditiert und als zwanghafte Handlung dargestellt wird. Auch sei der Helfer selbst nicht hilflos, wie Schmidbauers Formulierung »Die hilflosen Helfer« vermuten lässt. Vielmehr verfügt gerade der Helfer über vielfältige Instrumente zur Regulation und Kontrolle seiner persönlichen Erlebniswelt.[40]

Neuere wissenschaftliche Untersuchungen zeigen heute ein wesentlich facettenreicheres Bild. Die pränatale Psychologie und Medizin kommt zu völlig neuen Erkenntnissen und Einsichten, die das Helfermodell nach Schmidbauer noch erweitern und vervollständigen.

3.2.3 Helfen als Droge – Die narzisstische Bedürftigkeit

Das signifikanteste Merkmal des »Helfersyndroms« ist wohl der Zwang, eine Helfer-Schützling-Beziehung aufbauen zu müssen. Der Helfer ist gleichsam süchtig nach einer Beziehungsgestaltung, in der er seine Angst vor Verlust kompensieren und seine »Gier« nach Anerkennung stillen kann.[41]

Der Vergleich mit einer Sucht ist sicherlich zutreffend, denn wie ein Drogensüchtiger verlangt auch der Helfer nach seinem Suchtmittel, dem Hilfesuchenden, der dem Süchtigen ein geordnetes und sicheres Leben ermöglicht und so zu seiner Identität und Legitimation beiträgt.

Der Helfer steckt dabei in einem »unauflöslichen Dilemma« (Burisch 1994), denn es kommt zu keiner dauernden Befriedigung dieses Bedürfnisses.[42] Auch die Hilfeleistung gefährdet den Helfer, denn führt die Hilfe zum Erfolg, z. B. Wiedererlangung der Selbstständigkeit, entzieht der Helfer sich selbst seine »Droge«. So ist er

---

[40] Fengler, a.a.O., S. 55ff.
[41] Schmidbauer, a.a.O., S. 39ff.
[42] Burisch, M. (1994). Das Burnout-Syndrom. Springer Verlag, Berlin, S. 183

gezwungen, stetig dafür zu sorgen, seinen »Stoff« zu bekommen, um seine Sucht zu befriedigen und produziert seine eigene Abhängigkeit.

Abhängige neigen dazu, ihre Sucht zu ignorieren oder zu leugnen. Demnach beobachtet man unter Helfern auch ein Verhalten der Verleugnung, »da der Helfer an sich selbst nichts mehr ablehnt und fürchtet als die Bedürfnisse, die er bei anderen so leidenschaftlich gerne stillt.«[43]

Stattdessen lebt die Helfersyndrom-Persönlichkeit hinter einer von einem starren Ich-Ideal orientierten Fassade, deren Funktion vom Über-Ich überwacht wird. Die eigenen Schwächen und Hilfsbedürftigkeiten werden verleugnet.

So zeigt sich das Bild eines Helfers mit einer scheinbar unangreifbaren Fassade psychosozialen Engagements. Gerade dies wird zur charakteristischen Persönlichkeitsstruktur, die die Zuwendung nur auf der Ebene der Pflege und Hilfeleistung, nicht um der Person des Betreuten willen vollzieht. Eine Analogie der Mutter-Kind-Beziehung mit dem gestörten primären Narzissmus ist hergestellt.

Profil: Helfersyndrom

Als Helfersyndrom bezeichnet man eine zur Persönlichkeitsstruktur gewordene Unfähigkeit, eigene Gefühle und Bedürfnisse zu artikulieren und weiterzugeben. Begleitet wird dieses Phänomen von einer allmächtigen und unangreifbaren Fassade.

Merkmale
- Fassade der Stärke muss aufrecht erhalten werden
- Schwäche darf nicht zugelassen werden
- Vermeiden von Gegenseitigkeit und Nähe in Beziehungen
- Vorlieben für Beziehungen mit schwächeren/hilfebedürftigen Partnern
- Hohe Ansprüche/Ehrgeiz an sich selbst
- Seltene Zufriedenheit mit der eigenen Leistungfähigkeit/Leistung
- Ständiges Schwanken zwischen Allmacht und Ohnmacht
- Überhöhte Resignation beim Scheitern
- Übersteigerte Minderwertigkeitsgefühle im Wechsel mit negativen Größenphantasien

---

[43] Burisch, M., a.a.O., S. 183

Gründe für dieses Phänomen liegen nach Schmidbauer in frühen Kindheitserfahrungen. Hier wird ganz besonders das frühkindliche Erleben eines Menschen wichtig, der nur für seine Leistung/Anpassung und nicht um seiner selbst willen geliebt wird. Dies führt zu einer tiefen Kränkung des Selbstwertgefühls (narzisstische Kränkung). Diese Kränkung vollzieht sich in einer Phase in der die Beziehung zur Bezugsperson durch Nähe und Abhängigkeit geprägt ist. Da diese Abhängigkeit und Nähe als Schmerz erlebt werden, vermeidet man diese Attribute in späteren Beziehungen. Es kommt so zu asymmetrischen Beziehungsgestaltungen – der Partner ist meistens abhängiger und schwächer.

4 Belastungsfaktoren in Helferberufen

Sich für einen Helferberuf zu entscheiden, bedeutet, einen beträchtlichen Teil seines Lebens mit Lebensschicksalen anderer Menschen zu verbringen. Ihre Zerrissenheit, ihre Ängste, Wut, Schmerz, ihre Ohnmacht und auch ihre Hilflosigkeit hautnah zu erleben, aber dadurch auch eigene Grenzen des Möglichen, des Ertragen-Könnens aufgezeigt zu bekommen – diese enge Erfahrung anderer Lebenswelten lässt den Helfer nicht unberührt. Er freut sich mit dem zu Betreuenden, wenn die Hilfe Erfolge zeigt, die ihm, dem Helfer, auch sein Können vor Augen führen. Er leidet auch, wenn er die schmerzliche Erfahrung macht, dass alle Mühe umsonst war. So ist das Schicksal des Helfers untrennbar mit dem Schicksal des Hilfesuchenden verbunden, beide Lebenswelten vermischen sich. Dadurch wird die Entwicklung des zu Betreuenden auch gleichzeitig zur Entwicklung des Helfers. »Diese Fähigkeit des zuverlässigen Begleitens in schweren und leichteren Lebensabschnitten ist die eigentliche Besonderheit der Helferberufe, – sie ist zugleich Ausgangspunkt zahlreicher Gefährdungen und beruflicher Deformationen.«[44]

Da es in der wissenschaftlichen Literatur keine allgemeingültige Definition zur beruflichen Deformation gibt, sei an dieser Stelle die Auslegung von Fengler (1992) wörtlich wiedergegeben: »Berufliche Deformation soll alle Schädigungen, Verformungen, Fehlentwicklungen, Abnutzungen, Verschleißerscheinungen, Erstarrungen, Fehlorientierungen, Entfremdungen, Realitäts- und Wahrheitsverluste und Verkennungen im Erleben, Verhalten und Denken bezeichnen, die im Laufe der Berufstätigkeit und durch die Berufstätigkeit bedingt auftreten.«[45]

Dieser Prozess wird oft zunächst durch Kollegen, Partner, Freunde u. a. wahrgenommen, ehe der Helfer selbst Defizite an sich oder seiner Arbeit bemerkt. Auf einige der beruflichen Deformationen soll hier nun eingegangen werden.

Dauerbelastung

Der Alltag vieler Helfer ist geprägt von Zeitdruck, vielen Terminen, Hetze, Entscheidungsdruck und der Notwendigkeit, sich schnell auf die ständig wechseln-

---

[44] Fengler, a. a. O., S. 31 ff.
[45] Ebd.

den Erwartungen und Ansprüche der Klienten einzustellen. Dieser Zustand wird als »gottgegeben« gesehen, und der Helfer versäumt es, Strategien zu entwickeln, die ihm seine Lebens- und Arbeitsbedingungen leichter gestalten. Stattdessen versucht er, seinen beruflichen Ansprüchen gerecht zu werden, ohne zunächst zu bemerken, dass sich ganz langsam Fehler und Defizite einschleichen.

Beispiel

6:30 Uhr, Beginn des Frühdienstes. Eine Kollegin meldet sich krank, eine weitere kommt zu spät. Also Dienst mit zwei Kollegen fahren. Bewohner pflegen, ärztliche Verordnungen durchführen, zwei Bewohner sind über Nacht krank geworden, Arzt benachrichtigen. Ein Bewohner klagt über Durchfall, Zimmer in Ordnung bringen, die »leidige«, aber notwendige Dokumentation, Frühstück für die Bewohner, drei Arzttermine, Medikamente stellen, Material auffüllen. Eine Bewohnerin ist heute sehr traurig und braucht besondere Zuwendung – kaum Zeit, mal eben so nebenbei, schlechtes Gewissen, keine Zeit zum Frühstück, eben einen Happen zwischendurch, Pflegearbeitsräume herrichten, Schüler anleiten …

Überidentifikation

Viele Helfer erreichen in der Ausübung ihres Berufes ein Übermaß an Identifikation mit der Einrichtung oder den Werten (z. B. Pflichtbewusstsein, Nächstenliebe, Wachstum, Leidensfähigkeit u. a.), die für ihre Tätigkeit stehen oder zumindest mit dieser in Verbindung gebracht werden. Berufliche Arbeit wird nicht mehr mit gesunder Distanz wahrgenommen, sondern gelebt, wobei die Identifikation so weit gehen kann, dass der Helfer aus ihr allein die Legitimation seines eigenen Lebens schöpft.[46]

Beispiel

Sr. B. lebt und stirbt für ihren Beruf. Der Personalmangel, der eigentlich Anlass zur Korrektur sein sollte und ein beschwörendes Gespräch mit der Heimleitung über die eingeschränkten Arbeitsbedingungen und der Notwendigkeit mit der Situation zurecht zu kommen, wird als (willkommene) Gelegenheit gesehen, nun zu zeigen was in ihr steckt und dass die Stationsarbeit trotz der Umstände auch mit weniger Personal bewältigt werden kann.

---

[46] Ebd.

Wahrnehmungsselektion

Die Ausübung eines Berufes bringt auch immer ein berufstypisches Denken, Wahrnehmen und Verhalten mit sich. Dieser Prozess kann sich so weit entwickeln, dass selbst im Alltag nur noch berufsspezifische Fakten wahrgenommen werden. Dies führt zwangsläufig zu einer Reizverarmung, da die vielfältigen Eindrücke des Lebens unter diesen Bedingungen nicht oder nur ungenügend registriert werden.[47]

Beispiel

Pfleger G. arbeitet seit längerem auf einer Krebsstation. Hier sterben viele Menschen, oft unter großen Qualen. Aber auch die Angehörigen leiden, während sie ihren Lieben oft taten- und hilflos dabei zusehen müssen. Pfleger G. sieht diese Bedürftigkeit und Notwendigkeit der Zuwendung für die Angehörigen nicht und »reißt« sein Pflegeprogramm nach »altbewährtem Schema« ab.

Blinde Flecken

Das Sprichwort: »Man sieht den Wald vor lauter Bäumen nicht mehr« drückt vielleicht am ehesten die Bedeutung dieser beruflichen Deformation aus. Gemeint ist damit ein Zustand, der es nahezu ausschließt, Sachverhalte, Einsichten und Tatsachen, selbst einfacher Natur, erkennen zu können. Jeder Außenstehende registriert sie, doch dem Helfer gelingt es nicht. Gerade die Ausbildung zum Helfer birgt die Gefahr, die Dinge aus bestimmter (Helfer-) Perspektive zu betrachten und entsprechende Interventionen (rein fachlich) zu wählen, obwohl eine Lösung sich viel einfacher gestalten würde.[48] »Warum in die Ferne schweifen, wenn das Gute liegt so nah.«

Beispiel

Hr. K., Bewohner eines Heimes, ist krebskranker Diabetiker und wird bald sterben. Er würde so gern in der Zeit die ihm noch bleibt alles das essen was ihm schmeckt und keiner Beschränkung durch seine Erkrankungen unterliegt. Sein Wunsch wird sich, wenn überhaupt, nur schwer durchsetzen lassen, da sich das Personal an die ärztlichen Verordnungen und Speisepläne halten

---

[47] Ebd.
[48] Ebd.

wollen. Hinzu kommt noch, das die Küche auf diese »Sonderwünsche« nicht vorbereitet und eingerichtet ist. Zusätzlich fürchtet man einen Automatismus und somit den Zwang für andere Bewohner ähnliche Forderungen zu erfüllen, die natürlich dem normalen Heimalltag stören können.

Interessenverarmung

Dieses Phänomen ist immer dann beobachtbar, wenn der Mensch in seinen Interessen und Neigungen so reduziert ist, dass nur solche Interessen in Frage kommen, die für ihn beruflich zu nutzen sind. Andere Themen sind völlig nutzlos und unwichtig, mit der Folge, dass diese frühzeitig abgebrochen werden. Motivationsentwicklung auf anderen Sachgebieten oder nur auf Belange des täglichen (Er-) lebens sind nur rudimentär bemerkbar.[49]

Beispiel
Sr. T. möchte sich gern ein neues Buch zum »schmökern« kaufen, reduziert aber die Auswahl auf die Frage, ob der Inhalt des Buches auch für den Pflegealltag Verwendung finden kann. Die nächsten Bücher und Zeitschriften die sie kauft, unterliegen den gleichen Auswahlkriterien.

Gedankliche Dürre

Gemeint ist hiermit der Verlust des beweglichen, flexiblen, ganzheitlichen Denkens. Die gedankliche Schematisierung des Berufes birgt die Gefahr der Übernahme in den Alltag. Das bedeutet, dass Wertvorstellungen aus dem Beruf überhöht und als alltägliches Denken in das außerberufliche Leben transferiert werden. So verliert der Betroffene schnell die Fähigkeit der gedanklichen Flexibilität und somit auch die Möglichkeit, sich mit anderen Dingen kritisch auseinander zu setzen. Aus dieser verengten Blickrichtung wird Helfen, das oftmals unorthodoxer und einfacher Lösungen bedarf, schnell ineffektiv.[50]

---

[49] Ebd.
[50] Ebd.

Beispiel

Pfleger G. hält sich im Pflegeprozess streng an sein gelerntes Pflegeschema und ignoriert »Einfälle und Gedankenblitze«, die Pflegeproblematiken und spontan auftretende Konflikten und Situationen entschärfen oder gar lösen könnten. »Neue und unverbrauchte Gedanken« werden verworfen und Pfleger G. negiert ein erfrischendes« um die Ecke denken«.

Erstarrter Gestus und Ausdruck

Die Authentizität im Beruf drückt sich nicht nur durch das berufliche Handeln, sondern auch durch einen bestimmten Berufsgestus aus. So werden z. B. das soldatische Pflichtbewusstsein, die Disziplin und das korrekte Erscheinungsbild eines Offiziers auch an seiner straffen Haltung deutlich. Bei Helferberufen erkennt man oft eine Vertrauensausstrahlung und Hilfsbereitschaft in den Personen.

Dieser Berufsgestus wird häufig von berufstypischen Redewendungen begleitet und auf außerberufliche Lebensbereiche ausgeweitet. Im alltäglichen Leben werden diese Verhaltensweisen von Mitmenschen als engagementlos und abgedroschen erlebt und hinterlassen so häufig Enttäuschung und das Gefühl von Oberflächlichkeit.[51]

Beispiel

Fr. E., Bewohnerin eines Heimes, ist nach langem Leiden gestorben. Ihre Tochter, die ein sehr inniges Verhältnis zu ihrer Mutter hatte, sie täglich mehrere Stunden besuchte, war bis zum letzten Moment bei ihr und ist nun tief erschüttert, von heftigen Emotionen und Einsamkeit bewegt.

Pfleger P. geht zu ihr und spricht ihr wie auswendig gelernt sein Beileid aus mit dem Hinweis, das es für die Mutter jetzt so besser sei, sie nun erlöst in einer anderen Welt ist und der Schmerz der Tochter sicher bald vergehen wird – je eher desto besser.

---

51 Ebd.

Abrufbare Gefühle

Nach Fengler unterliegen nicht nur Sprache, Gestus und Ausdruck einer berufsspezifischen Normierung, sondern auch einige Gefühle. Diese werden dann, je nach Situation und Bedarf, wie ein Programm abgespult und sind somit nicht mehr wahrhaftig.[52]

Anhand der Beispiele wird deutlich, wie komplex die berufliche Deformation auf das Individuum einwirkt, Urteilsschwäche, Realitätsferne und Schädigungen im Denken, Handeln und Fühlen auslösen kann.

Die Belastungen, denen Helferinnen und Helfer ausgesetzt sein können, sind sehr vielfältig. Im Wesentlichen lassen sich fünf Belastungsgruppen differenzieren, die im folgenden Kapitel vorgestellt werden.

Beispiel

Sr. S. hat die Neigung bei jedem Bewohner, bei jedem Angehörigen, in jeder Situation, ein ausgesprochen liebes, abgeklärtes, von Verständnis und Mitleid ergriffenes »Helfergesicht« zu zeigen und dies mit »einfühlender Gestik« kraftvoll zu bestärken.

4.1 Selbstbelastung

Hier sind Belastungsfaktoren angesprochen, deren Ursachen im Helfer selbst wurzeln und zur beruflichen Deformation beitragen können.

Biografische Belastung

Die Berufswahl zum Helfer unterliegt einer eigenen Gesetzmäßigkeit. Oft lässt sich aus der Lebensbiografie herauslesen, dass Schlüsselerlebnisse oder besondere Lebensumstände dazu geführt haben, einen Helferberuf zu ergreifen (z. B. die Schwester erkrankt und stirbt an MS, der Bruder möchte daraufhin Arzt werden). Häufig sehen Helfer darin einen Weg zur persönlichen Verarbeitung. Darin liegen sowohl eine Gefahr wie auch eine Chance.

---

[52] Ebd.

Gelingt die persönliche Verarbeitung eines Lebensereignisses nämlich nicht, wird der Helfer tagtäglich durch seine Arbeit daran schmerzlich erinnert, sodass es ihm Schwierigkeiten machen wird, sich abzugrenzen, um nicht in dieser Tretmühle kaputtzugehen.

Andererseits sieht sich der Hilfesuchende einer Person gegenüber, die aufgrund gleicher oder ähnlicher Erfahrungen weitaus besser in der Lage ist, ihn, den Klienten, zu verstehen – sich einzufühlen. Dadurch erreicht der Helfer ein hohes Maß an Menschlichkeit und Authentizität.[53]

Ideal des Helfens

Viele Helfer orientieren ihr Tun und Handeln, ihre Motivation und ihre Helferideologie an Leitbildern. Dies können sowohl Personen als auch Institutionen sein. Sie sehen ihre Vorbilder unkritisch und neigen dazu anzunehmen, dass diese Menschen das Helfen in idealer Weise verkörpern. Im Vergleich zu ihren Idolen sieht die eigene Arbeit, das eigene Helfen dilettantisch, konzeptionslos und fehlerhaft aus. Es wird im Zuge der Historisierung und Heroisierung einfach vergessen oder retuschiert, dass auch die Leitbilder Schwächen und Ängste im ganzen menschlichen Spektrum verspürten. So versucht der Helfer, diesen vermeintlich hohen Standard seines Idols zu erreichen (»Mutter-Teresa-Syndrom«) und muss natürlich kläglich scheitern.[54]

Methodenvielfalt

Die weiter fortschreitende Professionalisierung der Helferberufe bildet natürlich auch eine Vielfalt von Methoden zur Hilfeleistung aus, was durch die große Zahl von unterschiedlichen Therapieformen, Fortbildungen und Bildungseinrichtungen belegt wird.

Der Helfer sieht sich einem riesigen Spektrum an Professionalisierungsmöglichkeiten gegenüber, die ihm aber gleichzeitig seine Inkompetenz vor Augen führen, denn dort erfährt er nicht nur, was er alles werden kann, sondern auch, was er alles noch nicht kann. Hinzu kommt möglicherweise die Nähe eines Kollegen hinzu, der schon über weiter führende Kenntnisse verfügt und dem Klienten dadurch »besser« helfen kann. Verantwortungsbewusste Helfer werden sich angesichts des

---

[53] Fengler, a. a. O., 52 ff.
[54] Ebd.

vielfältigen Angebotes sicherlich auch fragen, ob sie im Interesse des Klienten auch tatsächlich qualifiziert genug sind und setzen sich mit diesem Gedanken weiter unter Druck.[55]

Mangelnde Selbstabgrenzung

In der beruflichen Konfrontation mit dem Klienten ist der Helfer einer Vielzahl von Einflüssen ausgesetzt, denen er sich nur selten schlecht entziehen kann. So kommt es vor, dass sich für Helfer im Rahmen ihrer Arbeit und im Zuge des Mitfühlens die Grenzen zwischen Selbst und Gegenüber verwischen. Die mangelhafte Trennung vom Klienten und seinem Schicksal oder seiner Situation führt zu einer Vermischung mit dem Leben des Helfers. Dieser ist nun nicht mehr in der Lage, den nötigen inneren Abstand zu wahren, und nimmt die Probleme des Klienten mit in seine Lebenswelt.

Ein weiteres Problem unter Helfern ist das Nicht-Nein-sagen-Können. Der Helferberuf scheint auf Außenstehende, aber auch auf Kollegen, den Eindruck einer dauernden Verfügbarkeit der Person und somit der Hilfe des Helfers zu haben. Helfer bedienen trotz besseren Wissens nur zu gern diese Unersetzbarkeitsphantasien und tragen so zur Auslaugung der eigenen Individualität bei.[56]

Fehlen innerer Rückmeldung

So wie sich das Gehör an eine über lange Zeit andauernde Lärmbelästigung gewöhnen kann, stellt sich auch beim Helfer dieser »Trainings- und Verdrängungseffekt« im Rahmen seiner Arbeit ein. Doch in Anlehnung an das Beispiel wird das Gehör trotz vermeintlicher Gewöhnung dennoch geschädigt. Der Helfer verliert durch seine Gewöhnung an die Mehrfachbelastung die Fähigkeit, auf Warnsignale, seine innere Stimme, zu hören, und versäumt so den Zeitpunkt seiner kritischen Reflexion mit seiner Person und seiner Arbeit.[57]

4.1.1 Belastungen im Privatleben

Das Privatleben von Helfern ist oftmals durch den Beruf inneren und äußeren Erwartungshaltungen und Störungen ausgesetzt. Einige sollen hier vorgestellt werden.

---

[55] Ebd.
[56] Ebd.
[57] Ebd.

Arbeitszeitprobleme

Viele Helferberufe haben eines gemeinsam – ungünstige und familienunfreundliche Arbeitszeiten. Die Schichtdienste, Wochenend-/Feiertags- und Bereitschaftsdienste tragen nicht gerade zu einem harmonischen Familienleben bei. Der Ehepartner und auch die Kinder fühlen sich vernachlässigt, wodurch die gesamte Lebenssituation des Helfers und seiner Familie unter Spannung gerät. Es bedarf schon einer gehörigen Portion Nachsicht und Verständnis, gerade von »berufsfremden« Partnern, um die Profession des/der Ehemannes/-frau mit ihren Begleiterscheinungen mitzutragen, da eine kontinuierliche und gleichförmige Alltagsplanung nur bedingt möglich ist.

Öffentlicher Erwartungsdruck

Von vielen Helfern erwartet die Öffentlichkeit, dass sie ihr Leben gut im Griff haben und Probleme des Alltags, in Beziehungen oder mit sich selbst dank ihres Wissens gut bewältigen können. So wird einfach vergessen, dass hinter dem Helfer auch nur ein Mensch steht, der Eigenarten und Schwächen hat, der sicherlich auch in seinen Denk- und Handlungsstrukturen Erstarrungen und Verschleißerscheinungen zeigt. Umso überraschter ist die Allgemeinheit, wenn sie wahrnimmt, dass auch der Helfer Niederlagen in seinem Leben ertragen muss und manchmal darauf nicht »angemessen« reagieren kann. »Das Bild des hilflosen Helfers hat in den Köpfen kaum Platz.«[58]

Falsche Fürsorge

Helfer zeigen eine Tendenz, ihr Helferverhalten auch in ihre Privatsphäre und ihre zwischenmenschlichen Beziehungen zu übertragen. Einem inneren Aufforderungscharakter folgend, »bemuttern« sie beispielsweise ihren Partner so penetrant, dass dieser sich auf Dauer stark eingeschränkt und bevormundet fühlt. Die Partnerschaft wird so ständig strapaziert, dass Krisen vorprogrammiert sind.[59]

4.1.2   Belastungen durch Klienten, Bewohner, Patienten

Helferinnen und Helfer sind vielfältigen Kontakten mit anderen Menschen ausgesetzt, die in ihren charakterlichen Eigenarten und krankhaftem Fehlverhalten durchaus belastende oder schädigende Wirkungen haben können.

---

[58]   vgl. Fengler, a.a.O., S. 64
[59]   vgl. Fengler, a.a.O., S. 65

Klientenmerkmale

Gierige Klienten

Helferinnen und Helfer sind häufig einem Klientel »ausgesetzt«, das sie so sehr in Anspruch nimmt, dass kaum noch Raum und Kraft für das eigene Leben bleibt. Diese Klienten bestürmen ihre Helfer so sehr, dass diese sich am Ende eines Arbeitstages leer und ausgebrannt fühlen.[60]

Stark beeindruckende Klienten

Auch der Helfer kann sich Klienten mit besonderer Ausstrahlung, Aussehen, Ausdrucksform oder Behinderung in seiner persönlichen Bewertung dieser Menschen nicht entziehen. So ist es durchaus möglich, in einen Prozess von Bewertung und Tadel zu fallen, ohne dies selbst zu registrieren.[61]

Passiv-aggressive Klienten

Diesen Klienten gelingt es, die Helfer zum Arbeiten und Lösen von Schwierigkeiten zu veranlassen, ohne dabei selbst aktiv zu werden. Der Helfer verausgabt sich, der Klient sieht die Hilfeleistung mit Wohlwollen, erklärt aber nachher, dass leider alle Liebesmüh umsonst war.[62]

Manipulative Klienten

Einige Klienten zeigen ein Verhalten, dass den Helfer zu Entscheidungen und Handlungen zwingt, die dieser bei genauer Überlegung nicht getroffen hätte. So bettelt z. B. ein Bewohner eines Altenheimes einen Helfer so lange an, das Essen zu reichen, bis dieser dem Drängen nachgibt, obwohl der Bewohner durchaus noch in der Lage wäre, allein zu essen, und diese Tätigkeit ein wesentlicher Bestandteil eines Mobilisationsprogramms darstellt und zur größeren Selbstständigkeit führen würde.[63]

Intrigierende Klienten

Gerade in Institutionen zeigt sich häufig das Phänomen, dass Klienten Helfer gegeneinander ausspielen und aufhetzen. Das zeigt sich oft darin, dass dem Helfer des Spätdienstes von einem Pflegebedürftigen so ganz nebenbei erzählt wird, was die Helfer des Frühdienstes alles vermissen lassen und dass gerade er seine Arbeit

---

[60] vgl. Fengler, J., a.a.O., S. 66 ff.
[61] Ebd.
[62] Ebd.
[63] Ebd.

besonders gut und mit hoher Kompetenz ausführt. Besonders spannungsgeladen zeigt sich dann die Arbeitssituation, wenn derselbe Pflegebedürftige dem Frühdienst denselben Sachverhalt in umgekehrter Form mitteilt. Dieses Verhalten kann sich, da es kaum nachprüfbar ist, sehr destruktiv auf das gesamte Team und die Arbeitssituation auswirken.[64]

Seelisch schwer kranke Klienten
Die häufige Konfrontation mit den Irrungen, Wirrungen, Fehlwahrnehmungen und unkontrollierten Gefühlsausbrüchen seelisch erkrankter Menschen kann beim Helfer mit mangelnder Selbstabgrenzung zu Irritationen im eigenen Erleben und Verhalten führen. Er fühlt sich vom Klienten buchstäblich angesteckt und fragt sich, ob sein eigenes Denken und Fühlen schon pathologische Züge zeigt.

Das Sprichwort: »Sage mir, mit wem Du umgehst, und ich sage Dir, wer Du bist« spricht hier aus dem Schatz der Alltagserfahrungen einen Vorgang an, der, auf die Helfersituation angewendet, ein Einfärben der Persönlichkeit und ihrer Wesensausprägung des Helfers durch den Klienten bedeutet.[65]

Unerreichbare und uneinsichtige Klienten
Der Zugang zum Klienten kann vielfach durch sprachliche, kognitive und emotionale Barrieren so gestört oder erschwert sein, dass ein Rapport zum Helfer unmöglich wird oder immer wieder abbricht. Dies wird vom Helfer umso schmerzlicher erfahren, da er »einen klaren eigenen Impuls zur Unterweisung, Unterstützung und Klärung in sich spürt, den er nicht vermitteln kann«. Auf dem Boden dieses Erscheinungsbildes kann sich als Folge von Frustration durch mangelhafte Selbstbestätigung durch eine erfolgreiche Arbeit durchaus eine Berufsmüdigkeit entwickeln.[66]

Abbrecher
Manche Klienten brechen eine Therapie plötzlich ab und entziehen sich dem Helfer, ohne sich abzumelden. Hat der Helfer keine Möglichkeit, die Gründe eines solchen Verhaltens zu eruieren, kann es passieren, dass dieser die Motive dafür in seiner Person oder seiner beruflichen Kompetenz sucht, was sich in Selbstzweifel und Kränkung ausdrücken kann.[67]

---

[64] Ebd.
[65] Ebd.
[66] Ebd.
[67] Ebd.

Unattraktive Klienten

Einige Helferberufe arbeiten mit einem Klientel, das der aktuellen Definition von Schönheit, Ästhetik oder Attraktivität nicht entspricht. Die Klienten weisen keine interessanten Merkmale auf, haben eine »langweilige« Lebensgeschichte, fallen vielleicht auch noch durch unangenehme Verhaltensweisen auf oder befinden sich in einer Lebenslage, z. B. starke Pflegebedürftigkeit, Krankheit o. ä., in der der Umgang mit ihnen sehr schwierig, vielleicht sogar Ekel erregend ist.

Helfer müssen ständig in der Lage sein, mit diesen Eindrücken adäquat umzugehen, sie zu regulieren und gegebenenfalls zur korrigieren. Hinzu kommen noch der Druck und das Ansehen der Tätigkeit von »draußen«, denn viele Klienten stehen am Ende eines Abstiegs, und das macht sie so für andere weniger begehrenswert. So lässt sich häufig das Phänomen beobachten, dass es schöner ist, der Helfer eines Prominenten zu sein als ein Klientel aus Stadtstreichern, Straffälligen oder Drogensüchtigen zu versorgen.[68]

Erfolglose Klienten

Trotz bester Therapien kommt es vor, dass Klienten auf die verschiedensten Maßnahmen nicht ansprechen, es stellt sich einfach kein Erfolg ein. Die Ursachen dafür sind vielfältig. Entweder sind alle Möglichkeiten, z. B. medizinischer Art, ausgereizt, oder der Klient selber wird trotz aller Bemühungen, Treueschwüren und Versprechungen immer wieder rückfällig (z. B. bei Alkoholismus). Dabei wird der Helfer ständig mit der Nutzlosigkeit seines Handelns konfrontiert.[69] Das Sprichwort: »Nichts ist erfolgreicher als der Erfolg« zeigt deutlich, dass der Erfolg eine Kraftquelle für Motivation, Leistung und Selbstbestätigung ist. »Erfolglose Klienten führen dem Helfer stets seine eigene Erfolglosigkeit vor Augen« (Fengler, 1991).

4.1.3 Belastungen im Team

Die Arbeit in dem »Mikrosystem Team« ist sehr störanfällig, und die Ursachen dafür sind sehr facettenreich. Einige daraus seien hier dargestellt.

Zu großes Team

Die Belastungen im Arbeitsleben sind vielfältig, und viele Helferinnen und Helfer leiden unter der Unpersönlichkeit eines zu großen Teams. Die Leistungsfähigkeit

---

[68] Ebd.
[69] Ebd.

eines Teams ist auch abhängig von einem harmonischen Miteinander, vom zwischenmenschlichen Bezug und kollegialem Austausch. In zu großen Teams verliert sich der Helfer schnell in Anonymität, da die Beziehungsgestaltung und auch die Rückmeldung zu seinem Team kaum möglich sind.[70]

Zu kleines Team

Das tägliche »Aufeinanderhocken«, die fehlende, gesunde Distanz und mangelhafte Rückzugsmöglichkeiten in einem zu kleinen Team provozieren bei manchen Helfern Unzufriedenheit und andere unangenehme Gefühle.[71]

Nachteilige Zusammensetzung

Der Slogan: »Die richtige Mischung machts« drückt ein Harmonieprinzip aus, in dem sich die einzelnen Komponenten der Zusammensetzung die Waage halten. Dies gilt besonders für die Zusammenstellung eines Teams. Um ein von der Vielfältigkeit seiner Charaktere geprägtes und lebendiges Team zu ermöglichen, müssen Einseitigkeiten vermieden werden.[72]

Fehlen von Kontakt und Unterstützung

Der Helfer ist auf Rückmeldung seines Tuns durch Kollegen, auf Loyalität, Bejahung seiner Arbeit und Unterstützung angewiesen, sollen seine Bemühungen am Klienten positive Wirkungen zeigen. Dies gilt insbesondere für Helferinnen und Helfer, die im Schichtdienst arbeiten. Kontaktlosigkeit innerhalb des Teams ist eine tägliche Versorgungslücke, die nicht selten die Klienten auszuhalten haben. Der Helfer selber wird sich in einem Team nicht wohl fühlen und auf Dauer gute Arbeit leisten, wenn die Atmosphäre durch Gleichgültigkeit, Missbilligung, Rivalität und Neid (Phänomen des Mobbing) vergiftet ist.[73]

Konzeptionelle Unvereinbarkeiten

Die Vielzahl von Therapien und Schulen führt häufig zu divergierenden Ansichten innerhalb eines Teams. Die konstruktive Auseinandersetzung mit einer Problematik ist aber nur auf dem Boden einer wissenschaftlichen Streitkultur möglich, damit Helfer aus unterschiedlichen Schulrichtungen zusammenarbeiten können. Andernfalls wird die Arbeit defensiv, aggressiv und unproduktiv.[74]

---

[70] Fengler, a. a. O., S. 82 ff.
[71] Ebd.
[72] Ebd.
[73] Ebd.
[74] Ebd.

Erfolglosigkeit

Manche Teams erfüllen ihre persönlichen Zielvorgaben in Bezug auf die Leistungsfähigkeit nicht oder entsprechen nicht den Erwartungen fremder oder übergeordneter Personen. Dies hat Auswirkungen auf das Selbstwertgefühl des gesamten Teams, aber auch auf das einzelne Mitglied, denn ein hoher Grad der Selbstlegitimation wird von der Identifikation mit dem Team bestimmt. In der Konfrontation mit anderen, vielleicht sogar leistungsfähigeren Teams, fällt der Helfer schnell in die Rolle des »Sich-und-sein-Team-rechtfertigen-Müssens.«[75]

Direktive Leitung

Die Art des Führungsstils ergibt sich aus den unterschiedlichen Bedürfnissen der Menschen, die sie vorziehen oder benötigen. Um eine hohe Produktivität und Leistungsbereitschaft, verbunden mit einem angenehmen Lebens- und Arbeitsgefühl, zu erwirken, darf die Führung nicht autoritär, inkompetent, intrigant, schwankend und feige sein.[76]

4.1.4　Belastungen durch die Institution

Um eine kontinuierliche und erfolgsorientierte Arbeit des Helfers zu gewährleisten, müssen die Rahmenbedingungen stimmen. Dass dies oft nicht der Fall ist und somit ein wirkungsvolles Helfen oft erschwert oder blockiert wird, zeigen die Beispiele.

Personalknappheit

Engpässe in diesem Bereich lassen eine gründliche und differenzierte Helferarbeit nur in ungenügender Weise zu. Die Klienten kommen sowohl in ihrer therapeutischen Unterstützung als auch in der Beziehungsgestaltung zum Helfer, die ebenso wichtig ist, zu kurz. Mehr Zeit für den einen bedeutet weniger Zeit für den anderen, und dadurch gerät der Helfer unter Zeitdruck, der wiederum zur Unzufriedenheit beim Klienten führt. Da die Bedürfnisse der Klienten nach einem Zuhörer, Gesprächspartner oder gewissenhaften Therapeuten/Pfleger(in) unbefriedigt bleiben, wächst beim Helfer das Gefühl des Versagens.[77]

---

[75]　Ebd.
[76]　Ebd.
[77]　Ebd.

Hohe Klientenzahl

Eine hohe Klientenzahl ist eine eindeutige Vorgabe für den Arbeitsauftrag an den Helfer und setzt eine hohe Leistungsfähigkeit voraus. Hinzu kommt noch der zeitliche Aspekt, da gerade in Helferberufen oftmals vieles in wenig Zeit verrichtet werden muss. So wird man dem einzelnen Hilfesuchenden kaum noch gerecht, da der Helfer beinahe pausenlos unter Druck steht. Der häufig wechselnde Klientenkontakt mit der Notwendigkeit des ständigen Sich-neu-Einstellens stellt darüber hinaus eine zusätzliche Belastung mit der Gefahr des frühen und schnellen Verschleißes für den Helfer dar.[78]

Fehlende institutionelle Unterstützung der Helfer-Arbeit

Der Helfer kann in seinen Bemühungen nur dann erfolgreich sein, wenn er auch Bedingungen vorfindet, die ihm seine Arbeit ermöglichen oder erleichtern. Dazu zählt nicht nur, je nach Helferberuf, die Bereitstellung von Arbeitsmaterialien, entsprechende Räumlichkeiten, finanzielle Unterstützung, Befugnisse und Kontakte, sondern auch Möglichkeiten der Fort- und Weiterbildung, der Krisenintervention und nicht zuletzt auch menschlicher Beistand. Sicherlich gibt es in vielen Institutionen Unzulänglichkeiten, doch manchmal »werden auf Grund von Rangunterschieden und Abhängigkeiten, Seilschaften und Kumpaneien oder auch nur aus bloßer Bequemlichkeit Maßnahmen unterlassen oder unterbunden, deren Dringlichkeit auf der Hand liegt«[79]

Institutionelle Rollenkonflikte

Diese Helferbelastung ist strukturell bedingt, und jeder Helfer unterliegt diesem Einfluss. Helfer sind verschiedenen Rollenerwartungen ausgesetzt. Klient, Angehörigen, Öffentlichkeit, Träger und Team stellen bestimmte Erwartungen an den Helfer, denen er nach Möglichkeit gerecht werden muss. »Dinslage (1983) hat 28 Rollenerwartungen zusammengestellt, die an Mitarbeiter therapeutischer Gemeinschaften gerichtet werden: Helfer, Mutter, Vater, Freund, Kumpel, Vorbild, Mann/Frau, Erlöser, Bündnispartner, Fachmann, Verwahrer, Reparateur, Erzieher, Interessent, Mithelfer, Mitstreiter, Hilfesuchender, Lernender, Verwalter, Kontrolleur, Krisenmanager, Imagepfleger, Klientenwerber, Kostenverwalter, Buchhalter, Zahlmeister, Ökonom, Dokumentar/Berichter.«[80] Die Schwierigkeit, all diesen

---

[78] Ebd.
[79] Fengler, a.a.O., S. 90ff.
[80] Fengler, a.a.O., S. 97

Rollenerwartungen gerecht zu werden und diese trotz aller Widersprüche oder Rollenspannungen in Balance zu halten, wird auf den ersten Blick deutlich.[81]

Fehlen von Fort- und Weiterbildungsangeboten/Supervision

Institutionen, in denen Helfer arbeiten, haben ihren Mitarbeitern gegenüber eine Fürsorgepflicht in doppelter Hinsicht: Zum einen sollte die Institution, nimmt sie ihren Auftrag ernst, dafür sorgen, dass der Helfer die Möglichkeit zur Fort- und Weiterbildung hat, um immer auf dem neuesten Stand sein zu können. Zum anderen muss die Institution dafür sorgen, dass Arbeits- und Berufsbelastungen mit ihren destruktiven Begleiterscheinungen auch erkannt und abgebaut werden. Krisenmanagement und Supervision sind nur zwei Maßnahmen, die dies leisten können. Doch viele Einrichtungen scheuen die Kosten, wohl wissend, dass hier die Gelegenheit besteht, zur Arbeitszufriedenheit und Gesundheit des Mitarbeiters beizutragen, die sich in mehr Motivation und weniger Krankmeldungen äußern.[82]

Körperliche und seelische Erschöpfungszustände haben bei Helfern vielfältige Ursachen. Nicht nur die ständige Konfrontation mit Leiden, Krankheiten, Abbau und Tod führt zu einer starken emotionalen Beanspruchung. Auch die Erwartungen von innen und außen, die Ziele und das Wissen um eine optimale Versorgung, die sich nur schwer in die Realität umsetzen lässt, vermitteln ein chronisch schlechtes Gewissen. »Geringe Erfolge«, aber auch deren schlechte Nachweisbarkeit tragen dazu bei, dass die auf den Helfer übertragene Verantwortung als große Last empfunden wird. Die Möglichkeit der Überforderung trotz genügender Qualifikation ist ständig gegeben. Zudem hat der Helfer kaum Einfluss auf grundsätzliche Entscheidungen, was in einem Gefühl der Ohnmacht und Resignation mündet.

4.2   Berufliche Deformation

Die verschiedenen Belastungen, denen die Helfer ausgesetzt sind, können zu beruflichen Deformationen führen. Die Schädigungen, Verformungen, Fehlwahrnehmungen und Verschleißerscheinungen zeigen ihre Auswirkungen auf verschiedenen Ebenen mit unterschiedlichen Ursachen. Einige dieser Ebenen seien hier kurz angerissen.

---

[81]   Fengler, a a. O. S. 90 ff.
[82]   Ebd.

4.2.1 Selbstdeformation

Methoden-Unersättlichkeit

Die Fort- und Weiterbildungsmaßnahmen in Helferberufen zeigen einen »Fast-Food-Charakter.« Überall schießen Schulen, Akademien, Institute und Seminare aus dem Boden. Jede Modeerscheinung wird aufgegriffen, »verwissenschaftlicht« und zum »Kauf« angeboten. Häufig nehmen Helfer diese Angebote an, weil sie glauben, dem Klienten müsse ein ganzes »therapeutisches Waffenarsenal« angeboten werden, um glaubwürdig und erfolgreich zu sein. Dieses Konsumverhalten erzeugt Unsicherheit, hemmt den eigenen Helferstil und macht das Helferverhalten sprunghaft und widersprüchlich.[83]

Weltfremdheit und Realitätsverlust

Das Erlernen von therapeutischen Verfahren, Maßnahmen und Techniken ist notwendige Voraussetzung für eine professionelle Helfertätigkeit. Um diese wirklich gut zu beherrschen, bedarf es einer intensiven Auseinandersetzung mit diesen Schulen.

Mancher Helfer versinkt so tief in die von ihm gewählte Technik, dass er seinen offenen Blick für andere Verfahren völlig verliert. Dies gilt sowohl für wissenschaftlich anerkannte wie auch Außenseitermethoden. Nur zu schnell begibt sich der Helfer in einen Kreis Gleichgesinnter und erlebt dort kein Feedback mehr von Therapeuten anderer Schulen oder Personen aus anderen Lebensbereichen. Diese »Betriebsblindheit« hemmt die Entwicklung von Ideen und Innovationen und führt so häufig zu sehr absonderlichen Therapieausprägungen und Lebensstilen.[84]

Unselbstständigkeit

Die Wissenschaftsgläubigkeit macht auch vor Helferberufen nicht Halt. So vertrauen viele Helfer neuerdings mehr den apparatemedizinischen sowie den psychosozialen Hilfsmitteln und Instrumenten als ihrem eigenen Urteil, gewonnen aus Beobachtungsgabe, Menschenkenntnis und Intuition. Sehr deutlich wird diese negative Entwicklung in der Medizin, wo mehr und mehr Apparate und Laborverfahren das zwischenmenschliche, das diagnostische Gespräch zwischen Arzt und Patient verdrängen. Ein Verfahren, das viele, oft sehr unangenehme, unnütze und belastende Untersuchungen ersetzen könnte.[85]

---

[83] Fengler, a. a. O., S. 127 ff.
[84] Ebd.
[85] Ebd.

4.2.2 Deformation im Privatleben

Routine des Helfens

Helfer neigen dazu, ihren beruflichen Gestus und den zugeneigten Tonfall ins Privatleben zu übertragen. Freunde, Bekannte, aber auch der Partner werden durch die medizinische, pflegerische oder psychologische Brille gesehen, analysiert und nach diagnostischen Kriterien beurteilt.[86]

Sprache als Waffe

Wie viele andere Berufe verfügen auch die Helferberufe über eine Fachsprache. Im Alltag neigt der Helfer dazu, bestimmte Inhalte mit seinen Begriffen zu belegen. Der Partner sieht sich meist diesen wissenschaftlichen Begriffen hilflos gegenüber, und auch Freunde und Bekannte sind häufig irritiert, wenn dem Helfer die Alltagssprache verloren geht und er sich überwiegend im Helferjargon äußert. Hier besteht ganz eindeutig die Gefahr, dass unter dem Deckmantel des Fachvokabulars mit einer scheinbaren Versachlichung viel schwerere Anschuldigungen über ein Fehlverhalten erhoben werden als in der Alltagssprache. Eine konstruktive Auseinandersetzung auf gleicher Ebene kann in diesem Rahmen nicht stattfinden.[87]

Erlebnisintensität als Pflichtpensum und Sucht

Da in vielen Helferberufen in der Konfrontation mit dem beruflichen Alltag oftmals Erfahrungen von großer Erlebnistiefe, seelischen Veränderungen und schnellen Reifungsprozessen mit völlig neuen »Lebensweisheiten« gemacht werden, steigt die Reizschwelle des Helfers unter Umständen beträchtlich. Der Alltag wie auch Freunde, Partner oder Familie werden als langweilig, dumpf und ohne »Highlights« wahrgenommen. Der Wunsch des Helfers an seine private Umgebung, dieses Reizdefizit auszugleichen, um sich wieder auf einer gemeinsamen Ebene bewegen zu können, bleibt oft unbeantwortet.[88]

---

[86] Fengler, a.a.O., S. 138ff.
[87] Fengler, a.a.O., S. 138ff.
[88] Ebd.

4.2.3 Deformation im Kontakt mit Klienten, Bewohnern, Patienten

Empathieverlust

Das Einfühlungsvermögen ist als Grundvoraussetzung des Helfens auch gleichzeitig das wichtigste Werkzeug des Helfers. Je besser sich dieser in seine Klientenschicksale einfühlen kann, desto effektiver und individueller wird die Wahl der Therapie, Behandlung, Methode. Mit dem Einfühlungsvermögen steht und fällt die Behandlung und auch der soziale Kontakt zum Klienten. Eine wirkliche Hilfe wird dann unmöglich.[89]

Mechanische Akzeptanz

Wie kaum in einem anderen Beruf muss der Helfer Freundlichkeit, Wohlwollen, Vertrauensausstrahlung, Ehrlichkeit und Zustimmungsbereitschaft als Standardleistungen erbringen.

Durch viele, oft intensive Klientenkontakte, Erfahrungen in Grenzsituationen und sicherlich auch durch die Verpflichtung, »immer gut drauf zu sein«, kann dieses Vermögen erstarren. Der Klient wird zwar angenommen, aber die Beziehung zu ihm wirkt gekünstelt und technisiert, ein Therapieerfolg ist fraglich.[90]

Klienten als »Fälle«

Mit den intensiven Klientenkontakten und der Arbeitssituation stellt sich in Helferberufen oft als Verschleißerscheinung eine ungesunde, nüchterne Distanz zum Hilfesuchenden ein. Dies wird vielfach im Vokabular deutlich, wie z. B. bei Stationsübergaben, Arztvisiten oder im kollegialen Austausch über Klienten und ihre Schicksale gesprochen wird. »Die Leber von Zimmer 512« oder »der Opa mit der Altersdepression« ist Deformationswortgut, was nur zu oft ohne Reflexion benutzt wird.[91]

---

[89] Fengler, a.a.O., S. 154 ff.
[90] Ebd.
[91] Fengler, a.a.O., S. 154 ff.

4.2.4 Deformation im Team und Institutionen

Leitungshemmung

Trotz genauer Unterteilung in hierarchische Strukturen zeigt sich gerade in psychosozialen Einrichtungen, aber auch in anderen Helferbereichen das Phänomen, dass Leitung gern vermieden wird. Man arbeitet mit sozialem oder caritativem Auftrag, und bei Meinungsverschiedenheiten macht der Vorgesetzte nicht gern von seiner Weisungsbefugnis Gebrauch, um die Untergebenen auf ihre institutionell begründeten Pflichten, Rechte und Möglichkeiten hinzuweisen. Lieber beruft die Leitung sich dann auf die Hilfsbereitschaft und Einsicht der Helfer. Ein Verhalten, das oftmals weder dem Team noch der Sache oder dem Auftrag dient.[92]

Unterschätzung der Institutionseinflüsse

Grundlage der Institutionen, in denen Helfer beschäftigt sind, ist meistens ein festgelegtes Leitbild. Über dieses Leitbild, ein Wertgefüge, regelt sich die Arbeitsmaxime der Einrichtung. Diesem Wert haftet häufig etwas Konservatives, manchmal auch mittelalterlich-schwerfälliges an, das die Helferarbeit durchaus behindern kann. Die Wahrscheinlichkeit besteht, dass der Helfer dieses ethische Gerüst eher internalisiert und seine Arbeit danach ausrüstet, als dass er es revolutioniert und umgestaltet, denn die Institution bedeutet gleichzeitig auch Arbeitsplatz, Sicherheit, Kontinuität, Zugehörigkeit. Der Sozialisationseinfluss von Institutionen sollte nicht unterschätzt werden. Die Arbeitshaltung eines Helfers, die sicherlich auch geprägt wird von einer gewissen Gemächlichkeit, lässt sich mit dem Spruch: »Wes Brot ich ess', des Lied ich sing« treffend charakterisieren. Abstumpfung, Linientreue und Innovationsdefizite sind hier vorprogrammiert.[93]

4.2.5 Deformation im Kollegen- und Mitarbeiterkontakt

Entwicklung einer Subkultur

Im Laufe der Berufsjahre entwickeln Helfer bestimmte Muster des Verhaltens und der Sprache sowie deren Inhalte, die sich von denen des Nichthelfers stark unterscheiden können. Das kann sogar so weit führen, dass selbst bestimmte Hobbys und Vorlieben als berufstypisch einzuordnen sind. So bringt man z. B. einen Arzt gern mit klassischer Musik in Verbindung. Helfer neigen dazu, sich mehr mit Per-

---

[92] Fengler, a. a. O., S. 165
[93] Fengler, a. a. O., S. 167

sonen gleichen Standards und Grundüberzeugungen zu umgeben, als auch einen Austausch über die Grenzen ihrer Profession zu suchen.

Fengler schreibt dazu: »Manche Gespräche erreichen eine Tiefe und Wesentlichkeit wahrscheinlich nur, wenn sie unter Personen stattfinden, die eine Reihe wichtiger Grundüberzeugungen schon vorab teilen. Aber wichtige Aspekte aus der Fülle des Lebens, nämlich die, die in den Erfahrungen fachfremder Personen sichtbar werden, verschwinden dabei zunehmend aus unserem Gesichtskreis.«[94]

Die daraus folgernde Reduktion der sozialen Vielfalt und Erlebnisfähigkeit zeigt diese kleine Anekdote: Der Konzertsaal ist bis auf den letzten Platz gefüllt. Die Musiker spielen gerade ein wunderbares Stück, als ein Mann völlig aufgelöst aufspringt und laut in den Saal ruft: »Ist hier ein Arzt? Ist hier ein Arzt?« Als er keine Antwort erhält, setzt er sich wieder schweigend hin, um wenige Augenblicke, von Leidenschaft gepackt, wieder aufzuspringen, um erneut zu rufen: »Ist hier ein Arzt im Publikum? Ist hier denn kein Arzt im Publikum?« Darauf meldet sich eine Stimme aus den hinteren Reihen: »Ja, ich bin Arzt, was ist denn los?« Da antwortet der Mann ganz selig: »Ach, Herr Kollege, ist das nicht ein wunderbares Konzert?«

Echtheits-Wettbewerb

Neben dem Einfühlungsvermögen ist auch die Echtheit Kapital des Helfers. Nur wenn der Klient spürt, dass auch das Einfühlungsvermögen echt und aufrichtig ist, dass die Begegnung und Auseinandersetzung mit ihm bedeutungsvoll und wahrhaftig ist, wird die Unterstützung des Helfers immer wieder gesucht werden.

Helfer sehen sich nun vermehrt dem Zwang ausgesetzt (auch gegenüber ihren Kollegen), immer »echt« zu sein, um ihre Leistungsfähigkeit und den Erfolg an der Anzahl der Klientenkontakte zu messen und zu rechtfertigen. So neigen Helfer dazu, ihre eigene Erschöpfung, Zweifel und negative Stimmungen hinter einer Maske aus Fröhlichkeit und Spontaneität zu verstecken, die sich betont und energisch darstellt. Sie versuchen, ihrem Image auf diese Weise gerecht zu werden und ihre Glaubwürdigkeit zu unterstreichen. Da dieses Verhalten gekünstelt ist und aufgesetzt wird, macht es die Selbstdarstellung unnatürlich, zumal diese »Authentizität« sehr schnell brüchig wird.[95]

---

94 Fengler, a.a.O., S.169ff.
95 Fengler, a.a.O., S.169ff.

Distanzlose Gefühlsvermittlung

Das enge Miteinander, das Teilen eines gemeinsamen (Arbeits-)schicksals, die gleichen Sorgen, Eindrücke und Erfahrungen im beruflichen und privaten Alltag können bei Helfern zu einer bereitwilligen Selbstöffnung führen. Sich seinen Kollegen und auch anderen Menschen mitzuteilen, oft und gern über seine Gefühle zu sprechen, überschreitet dann vielfach die Grenze der Vertrautheit. Auf diese Art und Weise werden menschliche Beziehungen problematisch, denn es lässt sich sehr schwer beurteilen, ob das Gegenüber auch mit diesen Informationen umgehen kann. Neid, Kritik, Mitleid, aber auch die Möglichkeit, die Schwächen des anderen auszunutzen oder gegen ihn zu verwenden (Mobbing), können die Folge sein, Missverständnissen, Ärger und Eifersucht in der Beziehungsgestaltung Tür und Tor zu öffnen.[96]

---

[96] Ebd.

5 Burnout und Stress – die destruktive Allianz

Burnout und Stress sind unmittelbar miteinander verwandt. Die Ergebnisse der physiologischen Stressforschung zeigen dies in eindrucksvoller Weise, da die körperlich beobachtbaren Anzeichen und Folgen des Stresses, die von Selye 1976 als »Allgemeines Anpassungssyndrom« (General Adaptation Syndrom, GAS) bezeichnet wurden, identisch mit den physiologischen Erscheinungen des Burnout-Syndroms sind.[97]

Hinzu kommen noch die möglichen Schädigungen auf der sozialen Ebene, denn die Auswirkungen von Stress erfassen den ganzen Menschen in seinem individuellen und sozialen Kontext. So scheint es mir notwendig, nicht zuletzt auch zu einem besseren Verständnis für das Burnout-Syndrom, auf das Phänomen »Stress« einzugehen.

5.1 Volkskrankheit und Phänomen Stress

Die meisten Menschen kennen wohl das Gefühl, nervös, gereizt, überfordert, hektisch und ausgelaugt zu sein. Heute kennen wir einen Begriff für all diese Spannungszustände, die das geistige, körperliche und seelische Wohlbefinden beeinträchtigen können – Stress.

 Stress wurde im 20. Jahrhundert bereits als Seuche bezeichnet (Environment Disbalance Syndrome). Eine Benennung, die auch im 21. Jahrhunderts nichts von ihrer Bedeutung verloren hat.

Eine genaue Betrachtung des Phänomens Stress macht deutlich, dass heute mehr Menschen an sogenannten »Zivilisationskrankheiten«, vor allem Herz-Kreislauf- und Krebserkrankungen sterben, als dies früher der Fall war. Hierbei handelt es sich um chronische Erkrankungen, die nicht ausschließlich auf biologische Ursachen,

---

[97] Burisch, M. (1994). Das Burnout-Syndrom. Springer Verlag Berlin, Heidelberg, S. 46

sondern auch auf soziale und persönlichkeitsspezifische Faktoren zurückzuführen sind. Unterstützt wird die Entstehung dieser Krankheitsbilder durch ungesunde Lebensführung wie Rauchen, übermäßiger Alkoholkonsum, Bewegungsmangel und Ernährungsfehler. Hier schließt sich der Kreis, denn »Menschen unter chronischer Belastung verhalten sich oft gesundheitsschädlich, sie trinken und rauchen mehr, essen ungesund und greifen häufig zu Beruhigungs-, Schmerz- oder Schlafmitteln.«[98]

Die Leistungsanforderungen sowohl im Alltag als auch im Privatleben zwingen die Menschen vielfach zu einer Lebensführung, die das individuelle Energiereservoir nahezu vollständig ausreizt.

Da die Phasen der Entspannung im Bestreben, mithalten zu wollen (-müssen), immer kürzer werden, bleibt zu wenig Zeit, seine Ressourcen neu zu füllen. Die Folge sind Stressschäden, die multiple Ausprägungen annehmen und sich in allen Lebensbereichen zeigen können.

Der Begriff »Stress« kommt ursprünglich aus dem Englischen und hier speziell aus der Materialprüfung. Als Stress bezeichnet man in diesem Bereich die Anspannung oder Verzerrung von Metallen oder Glas.

Mit dem österreichisch-kanadischen Biochemiker Hans Selye wurde dieser Begriff in die Medizin und Psychologie eingeführt. Er stellte im Rahmen von Hormonforschungen fest, dass es immer dann zu einer »unspezifischen Alarmreaktion des Organismus« kommt, wenn große Umweltbelastungen, z. B. physische Einflüsse den Körper fordern, auf die er mit einer schnellen innersekretorischen Leistung antworten muss, damit Reaktions- und Widerstandsfähigkeit des Organismus gesichert bleiben.

---

[98] vgl. Hahlweg, K. (1993). Der Streß. Techniker Krankenkasse. Schriftenreihe zur gesundheitsbewußten Lebensführung. Hamburg

Stress ist demnach eine unspezifische Reaktion des Körpers auf jede Anforderung, die an ihn gestellt wird. »Unspezifisch« meint in diesem Fall, dass man von der Art der Reaktion nicht auf den Auslöser schließen kann. So reagiert das Auge bei Blendung durch eine Lichtquelle immer mit einer Pupillenverengung (spezifische Reaktion). Ärgert sich die betroffene Person zusätzlich darüber, löst sie damit einen unspezifischen Prozess von Reaktionen psychischer wie physischer Art aus; der Blutdruck steigt an, man wird nervös und unsicher. Daraus lässt sich feststellen, dass nicht die Situation den Stress auslöst, sondern die persönliche Bewertung im Kopf des Betroffenen.

Lazarus bezeichnete das Entstehen von Stress als gedankliche Vorwegnahme einer Bedrohung. Eine Erkenntnis, die schon im Altertum vom großen Seneca mit den Worten umschrieben wurde: »Sei nicht vor der Zeit unglücklich! Was dich als drohendes Unheil mit Entsetzen erfüllt, wird vielleicht niemals eintreffen.«

Stress ist ein lebenswichtiger Prozess und für die natürliche Leistungs- und Anpassungsfähigkeit des Organismus an die verschiedensten Erfordernisse des Lebens unentbehrlich. Und doch wirkt Stress kurz- oder langfristig schädigend auf den Menschen, speziell dann, wenn eine individuelle Disposition (z. B. Persönlichkeitsmerkmale) oder andere strukturelle Vorschäden (ungesunde Lebensweise, best. Berufe) vorliegen.

Erreicht das Stressmaß einen Punkt, an dem sich die Energieressourcen erschöpfen, ist das Ergebnis ein Leistungsleck, das bis zur Leistungsunfähigkeit führen kann. Diesen Stress bezeichnet man als Dis-Stress.

Bleiben die Leistungsanforderungen hingegen in einer mittleren Motivationsbreite, unterbrochen von einigen Hoch- und Höchstleistungen mit entsprechend genügender Erholungszeit, wird dies als Eu-Stress bezeichnet.

Dis-Stress ist demnach negativer Stress, der den Körper auf Dauer schädigt, sofern keine bzw. ungenügende Abwehrmechanismen gebildet werden. Eu-Stress beeinflusst den Körper hingegen positiv, wirkt stimmungshebend und leistungssteigernd, solange er sich in einer bestimmten verträglichen Breite bewegt.

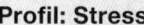

Profil: Stress

Als Stress bezeichnet man eine vegetativ-hormonelle Anpassungsreaktion des Organismus auf verschiedenste äußere Anforderungen (Kampf, Flucht, Arbeit, Hektik, Krankheit etc.), aber auch auf unterschiedliche Reize (Gedanken, innere Bilder, Interpretationen von Wahrnehmungen, Gefühle etc.) und der damit verbundenen Aktivierung aller Körpersysteme sowie umfangreicher psychische Abwehrmechanismen (Abwehr – Integration)

Ziel der Aktivierung ist die adäquate Bewältigung der Situation, die Stabilisierung des äußeren und inneren Befindens und der Herstellung eines psychisch-physischen Gleichgewichts (Homöostase der Psychophysis).

Dieser umfangreiche ganzheitliche Mechanismus dient
1. dem Überleben
2. der Entwicklung
3. dem Wachstum
4. der Gesamtpersönlichkeit.

5.1.1 Die Rolle der Stressoren

Der heutige Mensch ist einer Flut von Informationen, möglichen Situationen, Wahrnehmungen, Anforderungen und Verhaltensansprüchen ausgesetzt, denen er adäquat begegnen, bzw. die er erfüllen muss. Diese Faktoren, die möglicherweise stressauslösend wirken können, werden als Stressoren bezeichnet. Das Stressorenprofil änderte sich im Laufe der Jahrtausende drastisch.

Wurde das Leben in grauer Vorzeit zwar auch durch Stressfaktoren wie wilde Tiere, Naturkatastrophen u. a. bestimmt, so reichte doch das natürliche Stressverhalten, die Kampf- oder Flucht-Reaktion, meistens als Antwort aus.

Im Laufe der Zeit kamen dann noch einige Stressoren hinzu und machten das Leben unserer Ahnen »hart und unerbittlich, oft genug existenz- oder gar lebensbedrohlich« (Leibold 1983). Doch zum größten Teil bestand dieser Stress aus Gefahren für den Körper, und diese Belastung konnte durch den Zusammenhalt in der Großfamilie, durch die Religion oder aber durch die Verbundenheit mit der Heimaterde zu einem Teil neutralisiert werden. Diese »überschaubaren« Stressoren der »guten alten Zeit« waren hart, einfach und meist vorhersehbar.

Heute ist es anders. Die rasante technische Entwicklung, der soziale Wandel und sicherlich auch der allgemein zu beklagende Werteverfall bewirkten eine Änderung in der Art der Stressfaktoren. Der moderne Mensch ist Stressoren ausgesetzt, die früher nahezu bedeutungslos oder denen die damaligen Menschen noch gar nicht ausgesetzt waren:[99]

- Übervölkerung der Großstädte mit den damit verbundenen Folgen wie Anonymität, Kriminalität, Verarmung, Ghettoisierung
- Lärm und Reizüberflutung durch Verkehr, Werbung, Wohnsilos, Freizeitaktivitäten (Discotheken), Technisierung der Arbeitswelt-Privatwelt mit den Folgen verschiedenster Erkrankungen wie Hörschäden, Herz-Kreislauf-Störungen, Magen-Darm-Erkrankungen, häufigere Arbeitsunfälle u. a.
- Massenmedien liefern Katastrophen »frei Haus« mit explosionsartigem Wachstum von Nachrichten aus aller Welt. Dadurch wird die Verarbeitung der »totalen Information« stark reduziert.
- Konkurrenzkampf am Arbeitsplatz durch erhöhte Leistungsanforderungen, die besseren (und knappen) Plätze in der sozialen Hierarchie besetzen zu können. Entfremdung durch Technisierung und Automatisierung.
- Vermeintlicher Konsumzwang – der Mitmensch wird zum Feind. Durch die steigende Anonymität und das beständige Leistungsstreben muss die soziale Position z. B. mit Statussymbolen unterstützt und gestärkt werden. Dieser soziale Zwang führt zur Abgrenzung gegen die Mitwelt und zieht in der Regel einen Konsumzwang nach sich.
- Verlust der Geborgenheit in der Familie. Der gesellschaftliche Wandel bringt alte Familienstrukturen mit ihrer Auffang-Sicherungs- und Bestätigungsfunktion für die Mitglieder mehr und mehr zum Erliegen. Die Folge sind viele Single-Haushalte oder Alleinerziehende mit den negativen Begleiterscheinungen wie Isolation, Angst, Depression und Konfliktverdrängung.[100]

Profil: Stressoren
Stressoren sind alle Belastungsfaktoren, Anforderungen, Wahrnehmungen, Verhaltensaufforderungen, Empfindungen, Situationen und Informationen, die eine vegetative Stressreaktion (unspezifische Alarmreaktion des Organismus) hervorrufen.

---

[99] vgl. Leibold, G. (1983). Schluß mit dem Streß. Humboldt Verlag, München, S. 31 ff.
[100] vgl. Leibold, a.a.O., S. 33 ff.

Profil: Unspezifische Reaktion

Man kann nicht von der Art der Reaktion auf den Auslöser schließen. Bei einer spezifischen Reaktion ist das möglich.

Beispiel: Blendet man ein Auge durch starkes Licht, führt das immer zu einer Pupillenverengung. Wenn man sich zusätzlich über die Blendung ärgert, löst dies eine Reihe von unspezifischen Reaktionen aus (Bluthochdruck, Nervosität).

Folge: Nicht die Situation selbst löst also Stress aus, sondern die Bewertung der Situation im Kopf!

Hitliste des Alltags-Stresses

Auf die Frage: »Ich nenne Ihnen einige Bereiche bzw. Situationen, in denen man Stress haben kann. Sagen Sie mir bitte jeweils, ob Sie dabei persönlich häufig, gelegentlich oder nie Stress haben«, antworteten mit »häufig«:

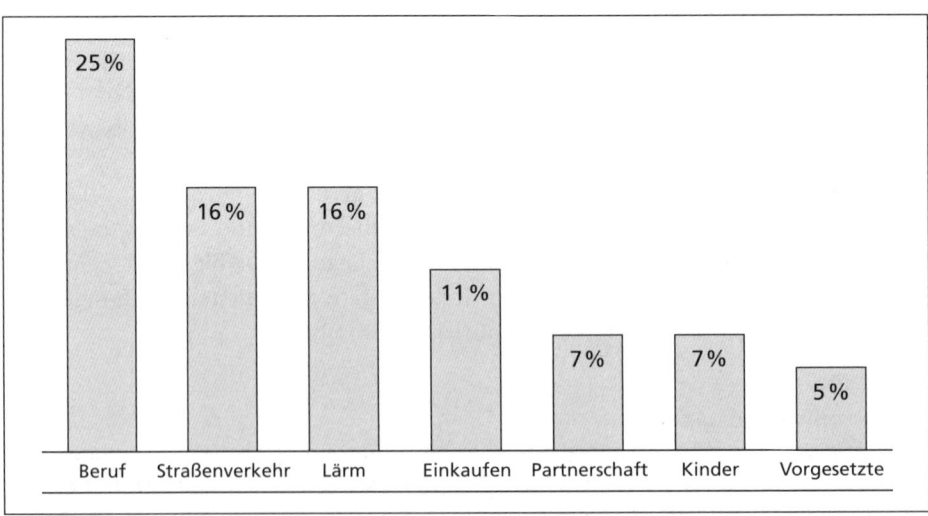

Abb. 1: Sample-Umfrage.[101]

---

[101] Vgl. Focus-Magazin 46/1994, S. 197

Neben den modernen stressauslösenden Faktoren gibt es natürlich auch noch eine Vielzahl individueller Stressoren:

- Tod und Krankheit nahestehender Menschen
- Probleme in Ehe und Familie
- Eigene Krankheiten
- Berufliche Schwierigkeiten (Pensionierung)
- Finanzielle Schwierigkeiten
- Wochenend-, Feiertags- und Urlaubsstress
- Veränderung der Gewohnheiten und Lebensumstände
- Klimaveränderungen
- Negative Gedanken (Grübeleien)
- Prä- und postnatale Prägungen und Einflüsse
- Angst vor Arbeitslosigkeit
- Angst vor Terrorismus

Wie nun feststellbar, ist der heutige Mensch einer Vielzahl unterschiedlicher Stressoren ausgesetzt. Und doch kommt die schädigende Wirkung der Stressdosis erst zum Tragen, wenn bestimmte Voraussetzungen erfüllt sind:

Voraussetzungen für eine destruktive Stresswirkung

- Häufigkeit
- Dauer
- Vielfalt
- Intensität
- Individuelle Bewertung[102]
- Genetische Disposition und Ausbildung
- Schädigende Kultur und Erziehungseinflüsse
- Mangelhafte bzw. fehlerhafte Abwehr- und Bewältigungsstrukturen
- Ineffektiver Einsatz der Abwehr- und Bewältigungsmechanismen
- Ungenügende Regenerations- und Entspannungszeiten
- Instabiles Persönlichkeitsprofil
- Ungenügende Motivation und Disziplin
- Pränatale Programmierung
- Individuelle Wahrnehmung

---

[102] Wagner-Link, A. (1993). Der Streß. Techniker Krankenkasse. Schriftenreihe zur gesundheitsbewußten Lebensführung. Hamburg, S. 10.

5.1.2 Urprogramm Stress – Der biologische Mechanismus

Die Evolution hat den Menschen mit einem genetischen Programm ausgestattet, das ihm auch als natürlicher und lebensnotwendiger Verteidigungsmechanismus zur Verfügung steht, wenn er in Situationen gerät, die einen reflexhaften Angriff oder Flucht notwendig machen. Diese Funktion und Regelung dieser Prozesse übernimmt das vegetative oder autonome Nervensystem, das auch für die wichtigsten Organfunktionen, die normalerweise nicht willkürlich beeinflussbar sind, zuständig ist.

Hauptaufgabe dieses selbstständig arbeitenden Nervensystems besteht darin, den Körper immer wieder in einen physiologischen Gleichgewichtszustand zu bringen und so das »innere Milieu« aufrecht zu erhalten. In Phase angespannter Erregung, z. B. bei Stress, stellt es blitzschnell notwendige Energien und Reserven zur Verfügung, und es kommt zu großen Kraftentfaltungen.[103]

Um die Arbeitsweise dieses Nervensystems zu verstehen, bedarf es einer kurzen Darstellung: Das vegetative Nervensystem besteht aus zwei Teilsystemen, die sich nach dem Balance-Prinzip antagonistisch zueinander verhalten: Der **Sympathicus** ist der Motor, der den Herzschlag beschleunigt, den Blutdruck erhöht und durch die Erweiterung der Arterien die Muskulatur mit mehr Blut (Nähr-Sauerstoff) versorgt, um so die Leistungsfähigkeit zu ermöglichen. Er ist zuständig für vermehrte Schweißproduktion, schnelleres und tieferes Atmen, erweitert die Pupillen und hemmt die Verdauung. Gleichzeitig regt er die Ausschüttung von Adrenalin in den Nebennieren an. Der Sympathicus steigert unsere Leistungsfähigkeit, mobilisiert Energien und Reserven und macht den Menschen für ein aktives Handeln bereit.

Da das vegetative Nervensystem bestrebt ist, die freiwerdenden Energien dosiert bereitzustellen, um so das Gleichgewicht im Organismus zu halten, setzt genau hier der **Parasympathicus** als Bremse ein. Seine Impulse fördern Ruhe, Schlaf und Entspannung. Er drosselt die Herz-Kreislauffunktion, verengt die Gefäße wieder, senkt den Blutdruck, reduziert Schweißsekretion und verlangsamt die Atemfrequenz.[104]

---

[103] Wagner-Link, a.a.O., S., 6ff.
[104] Hennenhofer, G.; Heil, K. D. (1995). Angst überwinden. Rowohlt Verlag, Hamburg, S. 17

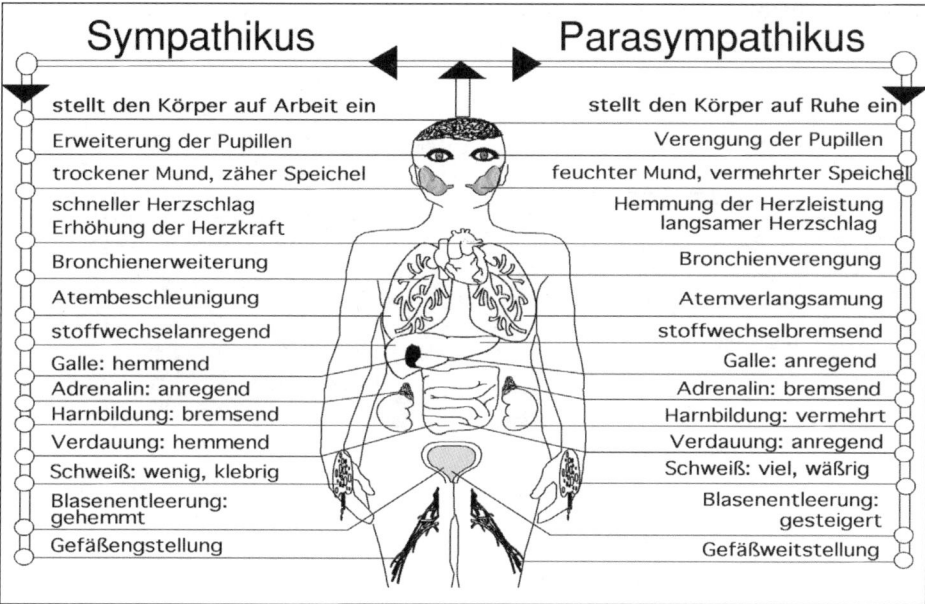

Sympathikus	Parasympathikus
stellt den Körper auf Arbeit ein	stellt den Körper auf Ruhe ein
Erweiterung der Pupillen	Verengung der Pupillen
trockener Mund, zäher Speichel	feuchter Mund, vermehrter Speichel
schneller Herzschlag Erhöhung der Herzkraft	Hemmung der Herzleistung langsamer Herzschlag
Bronchienerweiterung	Bronchienverengung
Atembeschleunigung	Atemverlangsamung
stoffwechselanregend	stoffwechselbremsend
Galle: hemmend	Galle: anregend
Adrenalin: anregend	Adrenalin: bremsend
Harnbildung: bremsend	Harnbildung: vermehrt
Verdauung: hemmend	Verdauung: anregend
Schweiß: wenig, klebrig	Schweiß: viel, wäßrig
Blasenentleerung: gehemmt	Blasenentleerung: gesteigert
Gefäßengstellung	Gefäßweitstellung

Abb. 2: Das vegetative Nervensystem beeinflusst insbesondere den Magen-Darmtrakt, die Blutgefäße, die Ausscheidungsorgane, das Herz und die Drüsen. Dies geschieht unabhängig vom Willen und ohne eigenes Zutun. Das vegetative Nervensystem besteht aus Nervenfasern des Sympathikus und dessen Gegenspieler des Parasympathikus. Die normale Organtätigkeit ergibt sich aus einer sinnvollen Zusammenarbeit beider Gegenspieler.[105]

Dieses »Waage-System« muss ausgeglichen funktionieren, soll es nicht zu Organschädigungen kommen. Da das Nervensystem »elastisch« reagiert, kann es auch extreme Anforderungen verkraften. Wird allerdings die Anspannung so hoch, dass die individuelle Belastungsfähigkeit überschritten wird, verhindern Warnsignale, z. B. Ermüdung und Erschöpfung, einen sofortigen Zusammenbruch.

Ist allerdings die Anspannung von Dauer oder zu starker Intensität bzw. tritt sie häufiger auch im wechselnden Bild auf, kann dieser Schutzmechanismus versagen und durchbrennen. Folge können Erschöpfungszustände, z. B. Erkrankungen wie

[105] Krückels, J. (2004). Anatomie-Physiologie. Arbeitsbuch für Pflegeberufe, Brigitte Kunz Verlag, Hannover, S. 146

Magengeschwüre, Herzbeschwerden bis zum Infarkt, Kreislaufschwäche, Spannungskopfschmerzen und Krebs sein.[106]

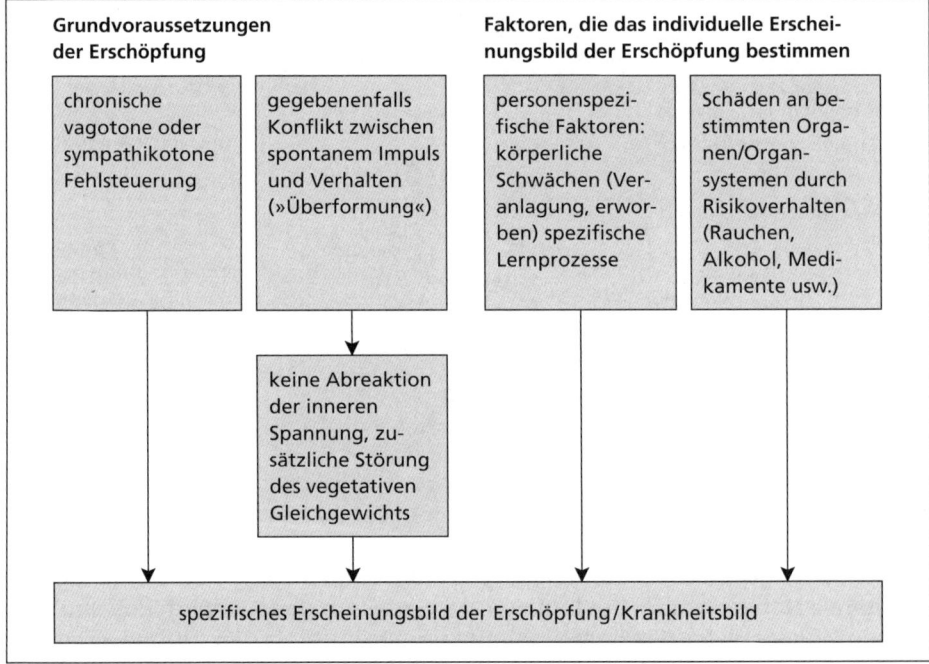

Grundvoraussetzungen der Erschöpfung

chronische vagotone oder sympathikotone Fehlsteuerung

gegebenenfalls Konflikt zwischen spontanem Impuls und Verhalten (»Überformung«)

keine Abreaktion der inneren Spannung, zusätzliche Störung des vegetativen Gleichgewichts

Faktoren, die das individuelle Erscheinungsbild der Erschöpfung bestimmen

personenspezifische Faktoren: körperliche Schwächen (Veranlagung, erworben) spezifische Lernprozesse

Schäden an bestimmten Organen/Organsystemen durch Risikoverhalten (Rauchen, Alkohol, Medikamente usw.)

spezifisches Erscheinungsbild der Erschöpfung/Krankheitsbild

Abb. 3: Einflussfaktoren bei der Entstehung des Erschöpfungszustandes.[107]

[106] Hennenhofer, G.; Heil, K.D., a.a.O., S.19
Wagner-Link, A. (1993), a.a.O., S. 7
Vgl. Linneweh, Klaus; Haeberlin, Pia:»Streß S. 8 – DAK Öffentlichkeitsarbeit«, Hamburg 1993
[107] Juli, D.; Engelbrecht-Greve, M. (1992). Streßverhalten ändern lernen. Rowohlt Verlag, Hamburg, S. 66

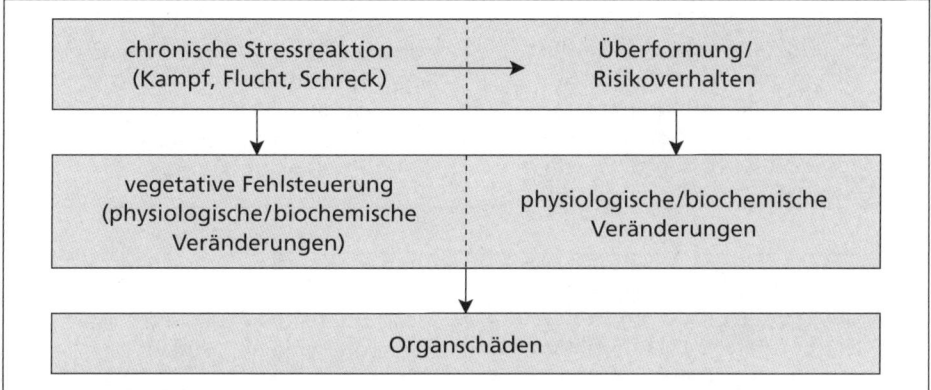

Abb. 4: Psychosomatische Zusammenhänge bei verschiedenen Erkrankungen.[108]

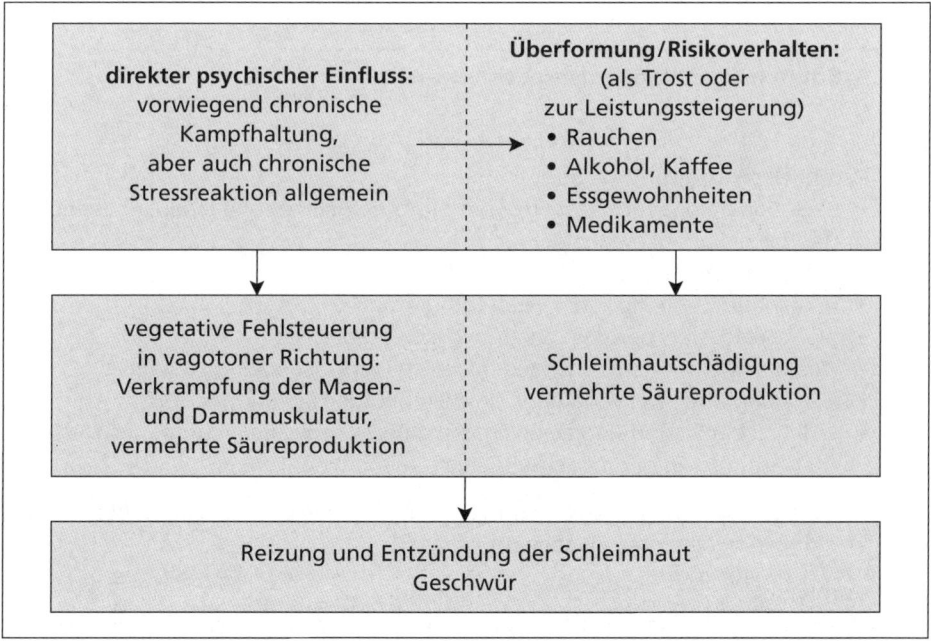

Abb. 5: Psychosomatische Zusammenhänge beim Magengeschwür.[109]

---

[108] Juli & Engelbrecht-Greve, a. a. O. S. 86
[109] Ebd.

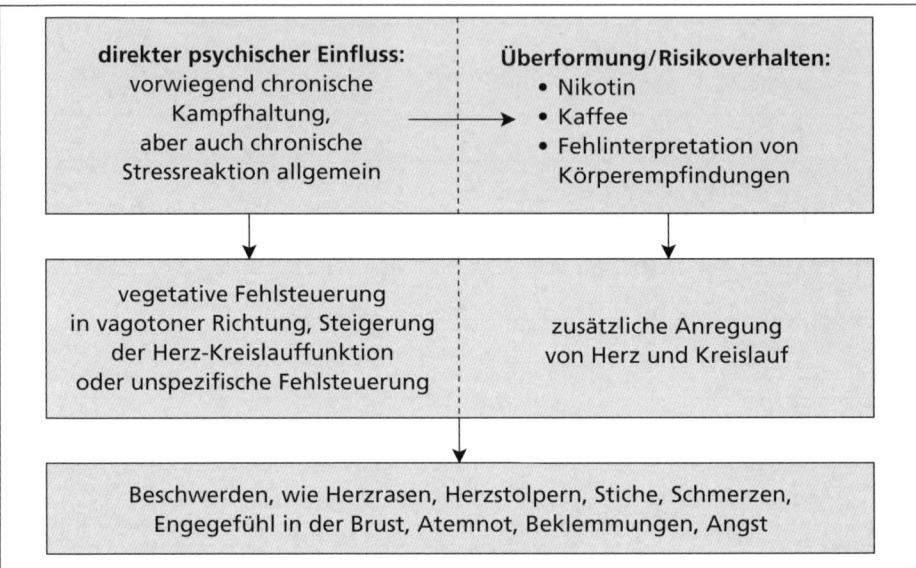

Abb. 6: Entstehung nervöser Herzbeschwerden.[110]

Profil: Urprogramm Stress
- evolutionäres genetisches Programm als natürlicher und lebensnotwendiger Verteidigungsmechanismus
- verhaltensorientierte Reaktionsformen
- reflexhaftes Angriffs- oder Fluchtprogramm
- effektives Lernprogramm als Entwicklungspotential
- Reaktionsformen stammesgeschichtlich jahrtausendelang bewährt
- Regelung über das vegetative oder autonome Nervensystem
- willkürlicher Zugriff und Beeinflussung normalerweise nicht möglich, aber trainierbar (z. B. durch Mentaltraining, Meditation)

Muss sich nun der Organismus mit Stress auseinandersetzen, läuft dieser Vorgang in bestimmten Phasen ab:

Vorphase
In dieser Phase werden der Kreislauf und der Stoffwechsel reduziert, die Kräfte werden gesammelt.

___

[110] Ebd.

Alarmphase
- Alarmsignale werden z. B. über die Sinnesorgane an die Hirnrinde gemeldet.
- Hier ist der Ort der bewussten Wahrnehmung und Assoziierung z. B. Gefahr.
- Jetzt entstehen durch die Alarmsignale (Gefahr) Angstemotionen im Hypothalamus, einem Teil des Zwischenhirns.
- Diese Emotionen werden anschließend an die Hypophyse gemeldet.
- Die Hirnanhangdrüse schüttet nun das Hormon ACTH (Adenocorticotropes Hormon) direkt in die Blutbahn aus.
- Die Nebennierenrinde registriert den Gehalt an ACTH im Blut und reagiert mit dem Ausstoß von Hormonen, speziell Adrenalin.
- Diese Hormone versetzen den gesamten Organismus in den Zustand höchster Kampf- und Fluchtbereitschaft. Das vegetative Nervensystem ist aktiviert und reagiert u. a. mit einem Anstieg des Blutdrucks und der Atemfrequenz, Vermehrung von Blutkörperchen, Zunahme des Blutgerinnungsfaktors.
- Anschließend wird dieser Zustand der angespannten Erregung des Gesamtorganismus »an das Gehirn, speziell an das Stammhirn, gemeldet, dessen Teilsystem, die retikuläre Formation«, nun Impulse zur Großhirnrinde sendet.
- In dieser Phase der höchsten Bereitschaft werden durch eine ausgesprochen gespannte Aufmerksamkeit alle Umweltreize besonders scharf wahrgenommen und sehr sorgfältig ausgewertet.

Handlungsphase
Der Mensch ist nun auf Aktionen, Handeln unter bestmöglicher Ausnutzung der motorischen Leistungsfähigkeit vorbereitet, setzt die bereitgestellten Energien frei und verbraucht sie so auf diese Weise.

Erholungsphase
Ist die Gefahr vorbei, konnte der Mensch seine Energien freisetzen und verbrauchen bzw. sich anpassen (Kampf oder Flucht), tritt die Erholungsphase ein, in der es zur Regulation und zum Nachschub neuer Energien kommt.

Überforderung
Kommt es zu keiner oder nur zu einer ungenügenden Anpassungsleistung oder erfordert die Situation ein erneutes Handeln, ohne genügend Zeit zur Regeneration gehabt zu haben, »schaltet« der Körper auf Daueralarm.

> **Erschöpfung**
> Hat dieser Zustand Fortbestand, erschöpft sich die Widerstandskraft, der Mensch wird in seinem Vermögen, angemessen auf weitere Stresssituationen zu reagieren, total eingeschränkt.[111]

5.2 Persönlichkeit und Stress

Im Rahmen der »Life-Event-Forschung«, die sich vornehmlich mit kritischen Lebensereignissen, wie Tod des Partners, des Kindes, Scheidung, Verlust des Arbeitsplatzes u. a. beschäftigt, um das Erkrankungsrisiko nach solchen Stresssituationen herauszufinden, kam man zu dem Ergebnis, dass eine bestimmte Personengruppe offenbar mit starken Anforderungen leben kann, ohne krank zu werden. Diese Menschen scheinen widerstandsfähiger zu sein als andere.

Suzanne Kobasa, eine »Life-Event«-Expertin, bezeichnet diese Widerstandskraft, die aus einem Bündel von ganz bestimmten Eigenschaften besteht, als »Hardiness.« »Menschen mit »Hardiness« zeichnen sich dadurch aus, dass sie Engagement und Selbstverpflichtung zeigen, Kontrolle über ihr Leben ausüben und Veränderungen nicht als Bedrohung, sondern als Herausforderung verstehen. Kurzum: »Hardy« ist jemand, der sich nicht unterkriegen lässt.«[112] Die Stress-Forschung hat dieser Gruppe die Bezeichnung »Typ-B-Menschen« gegeben.

Neben dieser Personengruppe gibt es eine weitere, die aufgrund einer ganz bestimmten Zusammensetzung von Persönlichkeitsmerkmalen besonders prädestiniert zu sein scheint, heftiger und destruktiv auf die Einwirkung von Stress zu reagieren – mit der Folge, eher bestimmte Krankheiten zu entwickeln. Das Erleben von Stresssituationen, das entsprechende Verarbeiten und Verhalten ist demnach individuell, denn »der Mensch entwickelt aus seiner persönlichen Veranlagung und den Lebenserfahrungen

- seine Einstellung
- seine Persönlichkeit

---

[111] Hennenhofer & Heil, a.a.O., S. 18
[112] Scheppach, J. (1994). Der seelische Kampf, der Menschen gesund hält. In: PM Magazin 07/1994. Verlag Gruner + Jahr, Hamburg-München, S. 61

- seine Fertigkeiten und Bewältigungsstrategien
- seine Belastbarkeit

und kommt so zur Bewertung der jeweiligen Situation.«[113]

Eine nähere Betrachtung der letzteren Personengruppe, die in der Stressforschung als Menschen mit Typ-A-Verhalten bezeichnet werden, ist also notwendig.

5.2.1 Typ-A-Verhaltensmuster – Typ-B-Verhaltensmuster

Menschen mit diesem Verhaltensmuster zeichnen sich, so die Forschung, durch eine Kombination von ganz bestimmten Eigenschaften aus:

- Konkurrenzdenken
- Ungeduld
- Perfektionismus
- Hohes Leistungsstreben
- Hektik
- Aggressionsbereitschaft
- Hohes Verantwortungsbewusstsein
- Starke Zielorientierung
- Überhöhtes Streben nach Anerkennung und Prestige
- Emotionsleugnung
- Arbeit als Lebensinhalt
- Minderwertigkeitsgefühle
- Gefühl, benachteiligt zu werden
- Schuldgefühle
- Ehrgeiz
- Ängste

Diese Personengruppe ist zunächst sehr erfolgreich, was durch häufigere Rückmeldung in Form von Anerkennung durch die soziale Umwelt deutlich wird. Da es aber im zwischenmenschlichen Bereich durch diese o. a. Merkmalkombinationen häufig zu Konflikten kommt, Gefühle und Schwächen nicht zugelassen werden, ist auch die Möglichkeit einer ausreichenden Regeneration nicht gegeben.

Die Stressforschung ist zu der Erkenntnis gekommen, dass es einen direkten Zusammenhang zwischen Erfolgsstreben und verstärkter, intensiver Stressreaktion

---

[113] Wagner-Link, Angelika, a. a. O., S. 12

gibt. Somit wird durch das Verhaltensmuster des A-Typs die Gefährdung, an vegetativen Störungen, z. B. Herz-Kreislaufstörungen, einschließlich Herzinfarkt, zu erkranken, wesentlich erhöht.

Ein Gedicht von Wilhelm Busch macht dies auf humoristische Art und Weise deutlich:

»Wirklich, er war unentbehrlich!
Überall, wo was geschah,
Zu dem Wohle der Gemeinde,
Er war tätig, er war da.
Schützenfest, Kasinobälle,
Pferderennen, Preisgericht,
Liedertafel, Spritzenprobe,
Ohne ihn, da ging es nicht.

Ohne ihn war nichts zu machen,
Keine Stunde hatt' er frei.
Gestern, als sie ihn begruben,
War er richtig auch dabei.«

Personen mit Typ-B-Verhaltensweisen reagieren eher gelassener, besonnen und ruhig auf Stress. Sie nehmen Zeitdruck dosierter wahr, zeigen ein eher »spielerisches« Verhalten, ohne gleichzeitig ein schlechtes Gewissen zu bekommen. Ständige Hektik, das Gefühl, der Mitmensch ist ein Gegner, sowie dauernder Kampfbereitschaft fehlen. Ihre innere Bereitschaft und Einstellung, auch mal »Fünfe gerade sein zu lassen«, ermöglicht ihnen eine entspannte Wahrnehmung und Lebenssituation.[114, 115]

Typ-B-Verhaltensmuster
- Gesundes Engagement und Selbstverpflichtung
- Kontrolle über das Leben
- Veränderungen sind Herausforderungen

---

[114] Olschewski, A. (1995). Streß bewältigen. Haug Verlag, Heidelberg, S. 101 ff.
[115] Wagner-Link, a. a. O., S. 13 ff.

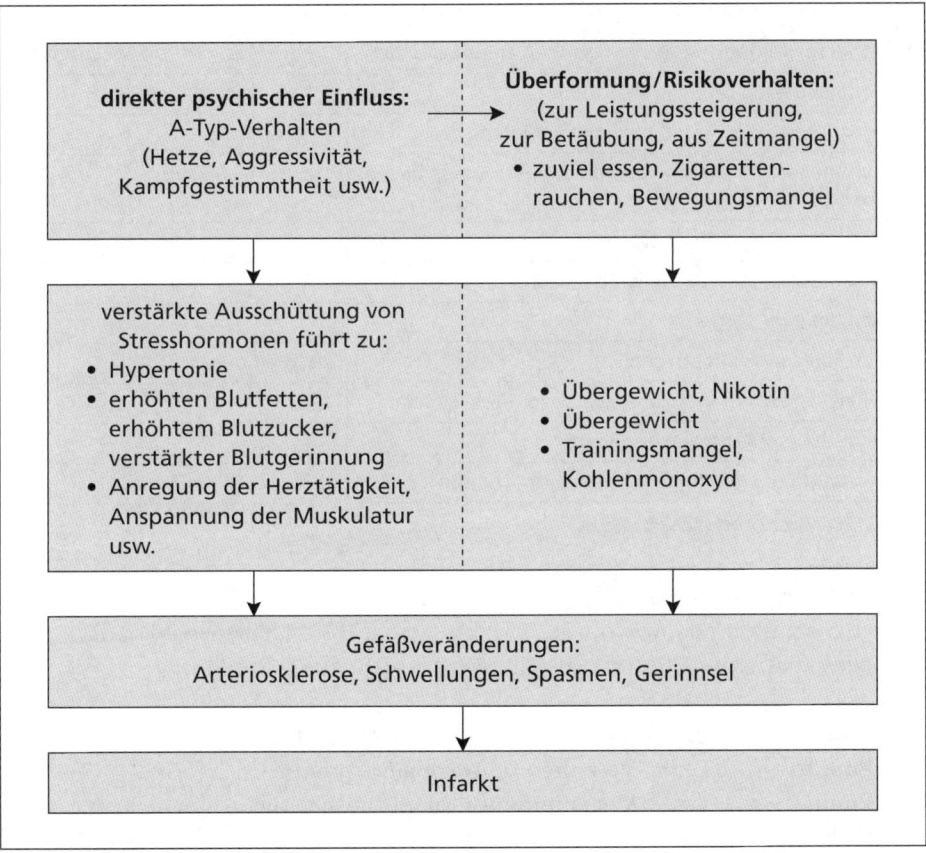

Abb. 7: Psychosomatische Zusammenhänge beim Herzinfarkt.[116]

- Wandel ist keine Bedrohung
- Leben als Reifungsprozess
- Flexiblere Einstellungen
- Größeres Arsenal an Fähigkeiten und Bewältigungsstrategien
- Keine Opferrolle, sondern Akteur des Schicksals
- Höheres Belastbarkeitsniveau
- Fähigkeit zur entspannten Visualisierung
- Glauben an die Sinnhaftigkeit des Lebens

---

[116] Juli & Engelbrecht-Greve, a. a. O., S. 87

Check 1 Typ A-Verhalten und Typ B-Verhalten

Welche der folgenden Aussagen treffen auf Sie zu?	trifft zu	trifft nicht zu
1. Ich fühle mich oft unter Zeitdruck		
2. Beim Spielen kann ich schlecht verlieren.		
3. Ich möchte häufig am liebsten mehrere Dinge gleichzeitig tun.		
4. Ich ärgere mich oft über andere.		
5. Mein Leben ist oft ziemlich hektisch.		
6. Ich bin sehr ehrgeizig.		
7. Ich kann schlecht abschalten.		
8. Pünktlichkeit ist für mich ganz besonders wichtig.		
9. Ich kann schlecht »nein« sagen.		
10. Vorwürfe bringen mich leicht aus der Ruhe.		

OHM, D.; Biorhythmen, Leistungskurve, 1991

Auswertung

Zählen Sie zusammen, wie oft Sie »trifft zu« angekreuzt haben.

Für jedes »trifft zu« 1 Punkt, für jedes »trifft nicht zu« 0 Punkte.

Bis 2 Punkte   = kein sicherer Hinweis für Typ A-Verhalten

3–4 Punkte   = Typ A-Verhalten schwach ausgeprägt

5–6 Punkte   = Typ A-Verhalten mittelmäßig ausgeprägt

> 6 Punkte   = starkes Typ A-Verhalten

5.2.2 Belastbarkeit und die Ebenen der Stressreaktionen

Der Begriff der »Belastbarkeit« umschreibt die Fähigkeit, sich mit bestimmten Anforderungen mehr oder weniger erfolgreich auseinander setzen zu können. Eine hohe Belastbarkeit bedeutet demnach auch eine geringere Stressanfälligkeit, sodass Menschen mit einer niedrigeren Erregungsbereitschaft wesentlich immuner auf Stressfaktoren reagieren. Gleichzeitig ist die Fähigkeit zur Regeneration stärker ausgeprägt, und somit kommt es seltener zu Erkrankungen durch Stress.

Bei einer hohen Erregungsbereitschaft treten Stressschwächen wesentlich häufiger auf, da der unter Hochspannung stehende Organismus intensiver, zu schnell und zu lang auf Stressfaktoren reagiert. Folge dieser chronischen Überforderung sind die bereits genannten verschiedenen Erkrankungen. Die individuelle Belastbarkeit muss also erkannt werden. Dazu ist es notwendig, Anzeichen für Überforderung rechtzeitig wahrzunehmen.

Typische Überforderungssignale
- Aktivierung bereits bei geringer Stressdosis
- Intensivere Aktivierung bei geringerer Regenerationsfähigkeit
- Häufigere Überforderungsreaktionen mit anschließenden Langzeitschäden.

Der Ablauf der Aktivierungsreaktionen findet auf vier Ebenen statt:
1. Kognitive Ebene: die Ebene der geistig-gedanklichen Prozesse, wie Denk- und Wahrnehmungsleistungen.
2. Emotionale Ebene: Hier laufen alle Gefühle oder Befindlichkeiten ab.
3. Vegetativ-hormonelle Ebene: alle Reaktionen, die normalerweise nicht willkürlich zu beeinflussen sind, also alle Organe des vegetativen Nervensystems sowie hormonelle Reaktionen, äußern sich hier.
4. Muskuläre Ebene: Hierher gehören alle willkürlichen Reaktionen, die im Bereich der Skelettmuskulatur stattfinden.

Kommt es zu einer allgemeinen Überforderung des Organismus, reagiert dieser, da alle Ebenen miteinander verbunden sind, auch mit einer multiplen Antwort in allen Bereichen.

Kognitive Überforderungsreaktionen
Durch Dauerstress kommt es zu einer Einengung und Fehlinterpretation der Wahrnehmung und Informationsaufnahme und -verwertung. Folgen daraus können sein:
- Konzentrationsstörungen
- Gedächtnisstörungen (Blackout)
- Leistungsstörungen
- Realitätsflucht u. a.

Emotionale Überforderungsreaktionen
- Stress führt zu unterschiedlichen Gefühlszuständen mit den Grundmustern Aggression und Angst mit den Symptomen:
- Unsicherheit
- Nervosität
- Depressionen

- Apathie
- Gefühlsschwankungen
- Gereiztheit u. a.

Vegetativ-hormonelle Überforderungsreaktionen

Durch die erhöhte Belastung kommt es zu einer Überreizung des vegetativen Nervensystems:

- Herz-Kreislauf-Beschwerden
- Erhöhung des Infarktrisikos
- Magen-Darmgeschwüre
- Anfälligkeit für Infektionen
- Hormonelle Reaktionen, wie Zyklusstörungen der Frau oder Verminderung der Samenproduktion beim Mann
- Sexuelle Funktionsstörungen (Impotenz, vorzeitiger Samenerguss)
- Migräne
- Übermäßiges Schwitzen u. a.

Muskuläre Überforderungsreaktionen

Durch die ständige Anspannung kommt es im Organismus zu einem hohen Energieverbrauch, zu Störungen in der Versorgung dieses Körpersystems und dem Abtransport von Schadstoffen und belastenden Stoffwechselprodukten. Dazu erhöht sich noch die einseitige Spannung der Muskulatur mit den Folgen:

- Allgemeine Verspanntheit
- Krampfneigung
- Muskelzittern, Ticks
- Rücken-, Kopfschmerzen
- Unfähigkeit zur Entspannung u. a.[117]
- Haltungsschäden

Zusammenfassend lassen sich folgende Thesen festhalten:

- Stress ist ein Merkmal der Situation.
- Stress ist ein Merkmal der Person.
- Stress ist ein Ungleichgewichtszustand zwischen den Anforderungen der Umwelt und den allgemeinen persönlichen Leistungsvoraussetzungen oder -möglichkeiten.

---

[117] vgl. Wagner-Link, Angelika, a.a.O., S. 14 ff.

- Stress ist ein Ungleichgewichtszustand zwischen den Anforderung der Umwelt und den persönlichen Leistungsvoraussetzungen unter der Voraussetzung, dass dieses Ungleichgewicht als persönlich bedeutsam wahrgenommen wird.
- »Stress ist ein Ungleichgewichtszustand zwischen Anforderungen der Umwelt und den persönlichen Leistungsvoraussetzungen. Dieser Ungleichgewichtszustand ist persönlich bedeutsam und wird von der Person als unangenehm erlebt«.[118]
- Nicht regulierbarer Stress bzw. die mangelhafte Ausbildung von prophylaktischen Maßnahmen, einschließlich unzureichender Verteidigungs-, Regulations-, Regenerationsmechanismen und -strategien, führen auf Dauer zu Stressschäden verschiedenster Ausprägungen und können oftmals nicht mehr ursächlich erklärt werden (Zeitphänomen).

Profil: Schädigende Auswirkungen und Reaktionen des Organismus auf Stress

Vermehrte/verminderte Ausschüttung von Stresshormonen führt zu:

- Gestörtes Gleichgewicht der Hormone
- Vermehrter Abbau aktiver Körpersubstanz (Muskulatur)
- Verminderte Organfunktionen auf allen Ebenen
- Schädigung von Organfunktionen auf allen Ebenen
- Veränderung der Schmerzempfindungen
- Schädigung von Nervenzellen
- Störungen der körperlichen und intellektuellen Leistungsfähigkeit
- Beschleunigung des Alterungsprozesses
- Persönlichkeits- und Wahrnehmungsveränderungen
- Molekulare Stressnarben
- Schwächung und Schädigung des Immunsystems

= Verminderung oder Versagen der körpereigenen Abwehr
= Einschränkung oder Versagen der psychischen Abwehr

→ verschiedenste Krankheitsbilder

---

[118] vgl. Dunckel, H.; Zapf, D. (1986): Psychischer Streß am Arbeitsplatz. Bund Verlag, Köln, S. 12 f.

Profil: Auswahl stressinduzierter Krankheiten
- Asthma
- Herz-Kreislauferkrankungen wie Herzinfarkt, Bluthochdruck
- Magen- und Zwölffingerdarmgeschwüre
- Entzündliche Darmerkrankungen
- Unfruchtbarkeit bei Mann und Frau
- Rheuma
- Infektionen
- Autoimmunerkrankungen wie Multiple Sklerose
- Diabetes
- Hormonstörungen, besonders Schilddrüsenfunktion
- Neurodermitis
- Alzheimer
- Krebs

5.2.3 Die Bedeutung der frühkindlichen Erziehung/Prägung

Die Möglichkeit, ein Burnout-Syndrom zu entwickeln, steht in direktem Zusammenhang mit den in Kapitel 3 geschilderten Ursachen. Neben dieser Kausalität existiert noch eine weitere. Die Fähigkeit, Stress adäquat zu managen, ist eine Voraussetzung für ein positives Stresserleben. Die Grundlage dafür wird, so zeigen neueste Forschungen, in der frühen Kindheit und Jugend gelegt.

Untersucht und analysiert man Biografien von gesunden, widerstandsfähigen Menschen, stellt sich heraus, dass das Erziehungsklima in Elternhaus und Schule einen wesentlichen Anteil bei der »Hardiness-Entwicklung« (siehe Kap. 5.2) hat. Das Gefühl, das Leben in der Hand zu haben und zu kontrollieren, wird »beispielsweise dadurch gefördert, dass sich Kinder immer wieder an schwierigen, aber nicht unlösbaren Aufgaben versuchen können.«[119]

Michel Odent, ein französischer Kinderarzt, hat im Rahmen umfangreicher Untersuchungen zur »Primärgesundheit« erneut festgestellt, dass die Entwicklung von wenig oder gar keinem »Urvertrauen«, hervorgerufen durch mangelhafte Zuwendung, bei einem Kind zu einem Gefühl der »Hoffnungslosigkeit«, Hilflosigkeit

---

[119] Scheppach, a.a.O., S. 61

und daraus resultierender »Aktionshemmung« führen kann: »Folge: Bei dem Kind wird die Entwicklung von ›archaischen Hoffnungspotentialen‹ verhindert und der Nährboden für Krankheitsanfälligkeit gelegt.«[120]

Im Rahmen dieser Studien befasste sich Odent nicht nur mit der seelischen Primärgesundheit. Zusätzlich beschäftigte ihn die Frage, inwieweit die erste Lebensphase für die Entwicklung der körperlichen Primärgesundheit bedeutsam sei. Dazu untersuchte er Patienten mit hohem Cholesterinspiegel nach ihren jetzigen Essgewohnheiten und befragte sie, wie sie im Säuglingsalter ernährt wurden.

Diese Erhebung lief vor dem Hintergrund ab, dass Muttermilch bekanntermaßen einen weit höheren Cholesteringehalt aufweist als andere Milch, wobei verlässliche Studien darauf hindeuten, »dass Flaschenbabys, die Cholesterin-Synthese im Körper auf zu hohem Niveau gesetzt haben, um das relative Defizit auszugleichen.«[121]

Durch diese »Flaschenprägung« ist es wahrscheinlich, dass es im Erwachsenenalter zu einem tendenziell höheren Cholesterinspiegel kommt und somit auch zu einem erhöhten Risiko, entsprechende Krankheitsbilder zu entwickeln.[122]

Der Endokrinologe George Chrousos von den National Institutes of Health (NIH) vertritt die Auffassung, dass unterschiedliches Stresserleben bei Menschen nicht nur genetische Ursachen hat (Studien an eineiigen und zweieiigen Zwillingen bestätigten das), sondern dass jede Stresssituation auch eine »molekulare Erinnerungsspur« hinterlässt: »Zunehmend finden die Forscher biochemische Spuren in unseren Körpern, die aus Erlebnissen in unserer Kindheit und Jugend stammen.«[123]

Einen Beweis dazu lieferte Paul Plotsky von der Emory Universität in Atlanta, der in Experimenten mit Ratten nachweisen konnte, dass »frühkindliche« Stresserlebnisse lebenslange Wirkungen zeigen. Zu diesem Zweck trennte er über einen bestimmten Zeitraum Jungtiere von ihren Müttern und erzeugte so Stress. Dadurch erhöhte sich die Stressempfindlichkeit der Tiere bis ins Erwachsenenalter. Eine Vergleichsuntersuchung an einer Kontrollgruppe zeigte auch einen deutlich

---

[120] Ebd.
[121] Ebd.
[122] Ebd.
[123] Sanides, S.; Miketta, G. (1994). Stress – Die Seuche des 20. Jahrhunderts. In: Focus 46/1994, München, S. 195 ff.

höheren Stresshormonspiegel bei den von der Mutter getrennten Tieren gegenüber der Kontrollgruppe.[124]

Eine Arbeitsgruppe des National Institute of Mental Health beschäftigte sich mit der Frage, inwieweit instabile Familienverhältnisse Spuren bei Menschen hinterlassen, und kam zu dem verblüffenden Ergebnis: »Junge Männer, die während ihrer Kindheit oft Trennungen von einem Elternteil verkraften mussten, hatten im Schnitt höhere Werte des Streßhormons im Blut als Vergleichspersonen.«[125]

So kommt man zu dem Schluss, dass »Trennungsepisoden« sich in das Gesamtsystem des Menschen einprägen, gleichsam eine molekulare Erinnerungsspur hinterlassen, »die mit jeder neuen Episode tiefer wird.«

Beweise dafür zeigen die weiteren Ergebnisse dieser Studien, denn diese Männer litten weit häufiger unter Trennungsängsten sowie psychischen Störungen als andere, nicht stressgeschädigte Männer.

Ein weiterer Hinweis auf molekulare Stressnarben wurde von George Chrousos bei Mädchen gefunden, die einen sexuellen Missbrauch erleben mussten. Die Cortisolwerte bei dieser Gruppe zeigten ein ungewöhnlich niedriges Niveau. Dadurch erkrankten diese Mädchen wesentlich öfter an psychosomatischen Beschwerden, was durch eine Untersuchung der Uni Trier an Patientinnen mit traumatischen sexuellen Erlebnissen mit vegetativer Symptomatik bestätigt wurde.[126]

Die Psychoneuroimmunologie hat Theorien und Erkenntnisse erbracht, die im Rahmen der Stressforschung erdrückende Beweise zum Zusammenhang zwischen frühkindlicher Prägung und Stresserleben (-verhalten) zeigen.

Deutlich werden dadurch die Notwendigkeit einer »umfassenden, ganzheitlichen Erziehung« im Rahmen einer humanistischen, disziplinübergreifenden Pädagogik und die Erkenntnis einer notwendigen, lebenslangen Weiterbildung.

---

[124] Ebd.
[125] Ebd.
[126] Ebd.

■ Als letzte These lässt sich nun folgern: Stress ist ein Ungleichgewichtszustand zwischen Anforderungen der Umwelt und den persönlichen Leistungsvoraussetzungen.

Dieser Ungleichgewichtszustand, der als persönlich bedeutsam und von der Person als unangenehm erlebt wird, schädigt erst dann den Organismus, wenn diese Anforderungen auf kein ausreichendes Regulativ treffen. Bedeutsam ist dabei, dass die Grundlagen für das Stresserleben zum einen genetisch festgelegt sind, zum anderen sich auf frühkindliche Erfahrungen stützen und so wesentlich zur Personagenese sowie zu einer möglichen Entwicklung eines »Burnout-Syndroms« beitragen.

Daraus lässt sich aber auch die Möglichkeit ableiten, dass positive erzieherische Prozesse und Einflüsse nach Erkennen der kausalen Zusammenhänge im Rahmen von Selbst- und Fremderziehung durchaus geeignet sind, traumatische Erlebnisse aufzuarbeiten, erlernte, destruktiv wirkende Verhaltensmuster umzukonditionieren und so zur Stabilität der individuellen wie auch sozialen »Lebensfähigkeit« beizutragen.

6 Pränatale Einflüsse auf das Stressverhalten und -erleben

Der »Erlebnisraum Mutterleib« hat für die Entwicklung des Menschen und somit für sein ganzes Leben eine größere Bedeutung als früher angenommen wurde.

Gründliche Untersuchungen und zuverlässige Ergebnisse anderer Wissenschaften wie Entwicklungspsychologie und Pädagogik untermauerten zwar viele Thesen, Annahmen und Beobachtungen bezüglich der Entwicklung des Menschen nach der Geburt, also ab »Stunde Null«, aber nun beginnt eine völlig neue Wissenschaft massiv an »Land zu gewinnen« und heftig an den Grundfesten des Wissenschaftsgebäudes und all der Erkenntnisse mit Macht zu rütteln – die Pränatale Psychologie und Medizin.

6.1 Erlebnisraum Mutterleib

»Ein Kind wächst heran. In wenigen Wochen soll es zur Welt kommen. Und dann? Wie wird es sich entwickeln? Wird es zart sein oder robust, schlank oder übergewichtig, quirlig oder träge? Welche Krankheiten werden es bedrohen, wie wird es mit Stress und Krisen umgehen?

So erstaunlich es klingt: Die Antworten auf diese Fragen werden nicht nur durch die Gene und Lebenserfahrungen bestimmt, sondern auch durch die Lebensbedingungen im Mutterleib.

Seit einiger Zeit gewinnen Wissenschaftler neue, überraschende Erkenntnisse darüber, wie die erste Behausung des Menschen seine Existenz prägt – zum Teil bis ins hohe Alter.«[127]

Der Mutterleib ist die erste Umwelt des Menschen, die natürlich auch wie jede Umwelt einem ständigen Wandel unterworfen ist. So findet jedes Kind eine andere innere Umwelt vor, da sich die Mutter ja nicht nur körperlich verändert, etwa durch

---

127 Hardenberg, I. von (2001). Erlebnisraum Mutterleib, in: GEO 07/2001, S. 18

Krankheiten oder Alterungsprozesse, sondern in ihrem Leben auch einer psychischen Entwicklung ausgesetzt ist, die sie prägt. Diese Prozesse haben, das zeigen neueste Forschungen, einen wesentlichen Einfluss auf die Entwicklung des werdenden Lebens. »Die Mutter bringe das Kind nicht nur zur Welt, sie »bestimme« auch darüber, ob und in welchem Umfang sich sein genetisches Potenzial entfalten kann – durch ihre Eßgewohnheiten, ihren Lebenswandel, ihre Stimmungsschwankungen.«

»Sie können das schönste Genom der Welt haben – wenn die Einflüsse im Mutterleib negativ sind, kann ein ziemlich schlechtes Endprodukt dabei herauskommen.«

Peter Nathanielsz, Professor für Reproduktionsmedizin und Experte für Fötale Programmierung an Cornell University in New York, findet einen treffsicheren Vergleich für seine These, wenn er behauptet, dass die Sicherheit einer Boing 747 nicht nur von den Konstruktionsplänen der Ingenieure abhängt, sondern ebenso von der Güte und Qualität der Materialien, die Verwendung finden und der entsprechenden Sorgfalt beim Bau.[128]

These des Autors: Auch die Ausbildung (Persönlichkeitsentwicklung, Erziehung, Sozialisation), Reife, Emotionsstruktur und Qualifikation (Bildung) der Arbeiter (Eltern), die die Pläne vor Ort umsetzen, sorgen letztendlich für ein »rundum gelungenes Flugzeug« (Kind). »Dazu gehört nicht nur die Konstruktion (Zeugung), die Fertigung der Teile (embryonale Entwicklung) und deren Qualität, sondern auch die Überwachung des Baus (Schwangerschaft/Vorsorge) und die ständige Wartung und Weiterentwicklung (Erziehung) des Produktes (Kind).«[129]

Besonders gründlich ist in diesem Zusammenhang die Verbindung zwischen Geburtsgewicht und Altersdiabetes erforscht.

Untersuchungen zeigen, dass Mütter von Babys mit geringem Geburtsgewicht und kleiner Größe während der Schwangerschaft schlecht oder unzureichend ernährt waren oder gar Hunger litten (»normales« Geburtsgewicht für Nordamerika u.

---

[128] Ebd.
[129] Hardenberg, a. a. O., S. 32

Europa ca. 3400 g, für Indien u. Japan deutlich geringer, da die Menschen dort insgesamt kleiner und leichter sind).

In den 40 Wochen vor der Geburt wächst der Mensch so schnell wie nie mehr in seinem Leben. Alle Zellteilungszyklen folgen einem festen Bauplan und formen sich ihrer Bestimmung nach zu Muskeln, Nerven und Organen, um ihren endgültigen Platz im Organismus einzunehmen. Hierbei ist es wichtig, zu wissen, dass alles nach einer Art »Drehbuch« geschieht, zeitlich genau festgelegt und bei jedem Menschen annähernd gleich ist.

 »Die ›Zeitfenster‹ für die Bildung eines Organs oder einer Körperfunktion sind meist nur wenige Wochen oder gar Tage lang. Gerät in eine dieser kritischen Phasen der Nachschub ins Stocken, hören die Zellen zu früh auf, sich zu teilen. Das betroffene Organ wird zu klein programmiert – und zwar irreparabel.«

Dies allein muss nach Nathanielsz für das Neugeborene noch kein Nachteil sein, solange dieser Mensch in einer Umwelt aufwächst, die von knappen Nahrungsvorräten gekennzeichnet ist. Kommt es allerdings zu einem höheren oder reichhaltigeren Nahrungsangebot, führt das auf Dauer zu einer Überforderung des für diese Anforderung nicht vorprogrammierten Organs. So lebten die Einwohner der Pazifikinsel Nauru, ehe sie durch den Abbau von Phosphat reich wurden, von einfacher Naturkost. Heute leidet jeder dritte Inselbewohner, bedingt durch das vielfältige, zu fette und zu kohlenhydrathaltige Nahrungsangebot (auch Fast-Food), das sie sich nun leisten konnten, unter Diabetes – eine Folge der falschen, bzw. unzureichenden Programmierung der Organe und der daraus resultierenden mangelnden Leistungsfähigkeit.

Das gilt für die Nieren, die auch den Blutdruck regeln, die Leber, die u. a. den Cholesterinhaushalt steuert und eben auch für die Bauchspeicheldrüse, die durch die Insulinproduktion den Blutzuckerspiegel beeinflusst. Folgen einer Überforderung sind Bluthochdruck, Arterienverkalkung und Diabetes.[130]

---

[130] Hardenberg, a.a.O., S. 34

Als eindeutig gesichert sind in diesem Zusammenhang folgende Erkenntnisse:

- Zu wenig tierisches Eiweiß während der Schwangerschaft erhöht das Bluthochdruckrisiko im späteren Leben des Kindes (Vegetarier!).
- Vitamin A-Mangel steigert im Erwachsenenalter das Risiko von Nierenschäden und Bluthochdruck.
- Rauchen während der Schwangerschaft senkt das gesamte Vitamin-Profil des Organismus (Vitamin A bis 50 %; eine Zigarette zerstört bis 100 mg Vitamin C. Zum Vergleich: Eine Zitrone enthält bis 100 mg Vit. C).
- Rauchen während der Schwangerschaft führt bei Kindern sehr häufig zu Lern- und Konzentrationsschwächen, Hyperaktivität sowie vermindertem Intelligenzquotienten.
- Diäten sorgen für massive Senkung aller Vitamine und Vitalstoffe.
- Alkohol während der Schwangerschaft verändert massiv alle Vitamine und Vitalstoffe und führt zu massiven Folgeschäden für das Kind (Schädigung des Sehnervs, verzögerte oder verminderte körperlich-geistige Entwicklung).[131, 132]

Selbst bei diesem kleinen Ausschnitt wird deutlich, wie stark körperliche Entwicklungen und die Ausschöpfungen des genetischen Potenzials vom (Fehl-) Verhalten der Mutter beeinflusst wird und somit selbstverständlich zum Teil massiven Einfluss auf das Stresserleben/-verhalten des Kindes und später des Erwachsenen, haben muss!

Nur eine »optimale« Entwicklung bringt die Voraussetzung mit sich, die notwendig sind, den späteren Anforderungen auch körperlich gerecht zu werden. Denn auch so wird Krankheitsanfälligkeiten wirksam vorgebeugt. Das wiederum hat natürlich auch Auswirkungen auf die psychische Gesundheit.

Doch welche Auswirkungen haben Erleben und Verhalten der Mutter während der Schwangerschaft auf die psychische Entwicklung und Ausstattung des werdenden Lebens?

Auch hierzu gibt es mittlerweile umfangreiche Untersuchungen mit zum Teil dramatischen Ergebnissen. Da dieses Thema sehr komplex und umfangreich ist, werden hier nur Beispiele einiger dieser Untersuchungsergebnisse in Form von Thesen

---

[131] Ebd.
[132] vgl. Hauke; M. (1997). www.uni-koeln.de/hp-fak/gb/informationen/heinen 1997
vgl. Geuter, U. (2002). Seelenleben im Mutterleib. SWR 2, Sendung 29.05.02

mit kurzen Erläuterungen vorgestellt. Der interessierte Leser kann anhand einer gesonderten Literaturliste am Ende des Buches tieferen Einblick in dieses brisante Thema gewinnen.

6.1.1 Pränatale Einflüsse auf die Entwicklung der Psyche

1. Stimmungen und Spannungen der werdenden Mutter prägen das Stresserleben und verhalten des Neugeborenen bis ins hohe Alter
Untersuchungen ergaben, dass eine negative Einstellung zur Schwangerschaft (Ängste, gewolltes/ungewolltes Kind, »Unfall«) die Beziehung der Mutter zum Kind entscheidend prägt und somit auch Auswirkung auf ihr Verhalten hat.

Eine negative Einstellung etwa führte bei der Mutter zu einem irritierbarerem, emotional labileren und aggressiven Verhalten, das wiederum Auswirkungen auf das psychisch-physische Gleichgewicht des Kindes hatte. Forschungen ergaben in diesem Zusammenhang, dass belastende Ereignisse der Mutter und deren Umgang damit dazu führten, dass die Föten mit vermehrten Bewegungen reagierten. Selbst nach der Geburt wurde dieses Phänomen beobachtet. Die Kinder hatten größere Probleme bei der Nahrungsaufnahme, dem Tagesrhythmus, sie schrien mehr und zeigten selbst nach Jahren einen bemerkenswert höheren Grad an Ängsten, Aufmerksamkeitsdefiziten und damit verbundenen Lernschwierigkeiten.

Im Erwachsenenalter beobachtete man vermehrt Symptome von Depressionen, geringere Frustrationstoleranz und das unbestimmte Gefühl, nicht geliebt zu sein, weniger wertvoll zu sein oder nicht zu genügen (Typ-A-Verhalten als Reaktion darauf?).

Des Weiteren führten chronischer Stress und andere psychische Belastungen (z. B. Lärm) zu einer Übersensibilisierung des ungeborenen Kindes: Das Herz schlägt schneller, das Kind reißt (zum Schutz) die Ärmchen hoch und leert vor Schreck die Blase. Auch hier waren die Schädigungen selbst noch nach vielen Jahren zu diagnostizieren: Unkonzentriertheit, Verschiedene Verhaltensstörungen, Lernstörungen, Schlafstörungen, Entspannungsprobleme, Depressionen, um nur einige zu nennen.[133]

---

[133] Ebd.

2. Dauerstress in der Schwangerschaft führt zu einer Unterentwicklung des zentralen Nervensystems

Auch hier zeigen neueste Untersuchungsergebnisse aus Langzeitstudien Folgen für die weitere Entwicklung des Menschen bis ins Erwachsenenalter. Kinder, die während der Schwangerschaft einem solchen Dauerstress ausgeliefert waren, zeigen auch noch als Erwachsene überproportionale Symptome von Trägheit, Apathie, motorischer Ungeschicklichkeit, aber auch Ruhelosigkeit und impulsives Verhalten. Sie neigen zu erhöhter Unkonzentriertheit und schnellerer Frustration – Faktoren, die wiederum großen Einfluss auf das Lernverhalten haben.[134]

3. Sinnesreize im Mutterleib werden erlernt, programmiert und gespeichert

Untersuchungen dazu ergaben, dass z. B. Geschmacksvorlieben oder -abneigungen der Mutter, sowie Ekel (psychische Reaktion) sich durchaus auf das Kind übertragen und sich nach der Geburt bzw. noch im Erwachsenenalter zeigen.[135]

4. Psychische Wahrnehmungen der Mutter beeinflussen das werdende Leben

Beobachtungen dazu zeigen, dass schon Gedanken der Mutter an Genussgifte (z. B. Nikotin) in Spannungszuständen zu einer Reaktion des Embryos/Fötus führt – also nicht erst, wenn das Genussgift das Kind direkt über den Blutweg erreicht, sondern schon vorher! Dies ist ein deutlicher Hinweis auf eine veränderte Emotionalität des Kindes. Weitere Untersuchungen belegen, dass »Kinder von Müttern, deren Männer im Krieg sind (Stress), eine höhere Herzfrequenz haben. Sie bekommen die Unruhe der Mutter mit. Die höhere Herzfrequenz zeigt sich bei den Kindern noch Jahre später.«[136]

5. Während der Schwangerschaft werden emotionale Grundmuster gebildet, die das gesamte spätere Wahrnehmen, Erleben, Verhalten und Verarbeiten beeinflussen

Entgegen früherer Meinungen reagiert der Fötus schon sehr früh auf verschiedene Reize. So ist es dem Fötus ab etwa dem 5. bzw. dem 6. Schwangerschaftsmonat durchaus möglich, Vibrationen, Druck, Schmerz und Temperatur zu empfinden. Es spürt sicher die Wärme und den Druck der Hand, die auf dem Bauch der Mutter liegt. »FRANZ VELDMANN (1982) empfiehlt, dass eine Frau im 4. bis 5. Schwangerschaftsmonat und danach ihre Hände sanft auf ihren Bauch legen

---

[134] Ebd.
[135] Ebd.
[136] Ebd.

sollte, eine auf die rechte Seite ihres Leibes, die andere auf die linke Seite. Indem sie die Hände dort in gleicher Lage, ohne Druck auszuüben, liegen lässt, kann sie das Kind im Mutterleib dazu veranlassen, sich von der einen Seite zu der anderen Seite zu bewegen. So kann sie das Kind sanft von links nach rechts und von rechts nach links schaukeln. Wenn sie wünscht, ihr Kind zu berühren und zu liebkosen, so kann sie dies tun, indem sie ihre Gefühle der Liebe und Zuwendung in ihre Hände fließen lässt (...). Das Kind kuschelt sich sozusagen mit seinem Rücken in die Richtung der liebenden Hand der Mutter.«[137]

Neben der taktilen Wahrnehmung prägt auch die auditive ganz entscheidend die Mutter-Kind-Beziehung. Auch hier ist ab dem 5. Schwangerschaftsmonat ein differenziertes Hören möglich. Das Ungeborene lauscht dem Atem der Mutter, dem Herzschlag, den Magen- und Darmgeräuschen und natürlich der Stimme seiner Mutter und nimmt so auf diese Weise jede Form von Veränderung sofort wahr. Das Neugeborene kann unmittelbar nach der Geburt die Stimme der Mutter sofort von allen anderen Stimmen unterscheiden.

Untersuchungen zeigen deutliche Hinweise zwischen auditiver Stimulation (Stimme der Mutter) und der postnatalen Sprachentwicklung, die im Erwachsenenalter von großer Bedeutung für die Beziehungsfähigkeit ist (Möglichkeit zur differenzierten Kommunikation). Eine positive Mutter-Kind-Beziehung führt zur besseren Beziehungsfähigkeit im Erwachsenenalter. Singen der Mutter führt zu einer wohl tuenden Wirkung beim Fötus (regelmäßiger Puls, entspannte Lage, koordinierte Bewegungen etc.).

Dass der Körper und die Psyche eine Funktionseinheit, eine Ganzheit darstellen und demnach nicht getrennt betrachtet werden können, zeigt sich auch darin, dass der Fötus jede Wahrnehmung der Mutter (z. B. ständiger Stress, Glücksmomente, andere Störungen und Veränderungen) auch als Veränderung des physiologischen Rhythmus registriert. Er bemerkt also Stress oder eben auch eine ausgeglichenen Verfassung der Mutter sofort und unmittelbar. So kommt es zu einem ständigen Austausch von Informationen, die auf der physiologischen Beziehungsebene beobachtet werden können, da der Fötus über die Nabelschnur mit dem Blutkreislauf der Mutter fest verbunden ist. Jeder Hormonausstoß, jeder Stoff im Blut (Ernährung, Medikamente, Alkohol, Nikotin, andere Drogen) wirken sich auf das Wohlbefinden und die Entwicklung des Fötus aus.

---

[137] Hardenberg, a. a. O., S. 39 ff.

So ergaben Untersuchungen, dass es bei einer Ausschüttung des Stresshormons Adrenalin zu verstärkten (hektischen) Bewegungen des Fötus kommt. Bei Dauerstress prägt sich hier ein hormonelles Grundmuster ein. Ein hoher (programmierter) Kortisolspiegel im Blut der Mutter (und somit auch beim Kind) wird ursächlich als Auslöser für psychische Probleme, chronische Nervosität, Wahrnehmungsstörungen auf psychischer Ebene, Angstzustände, Depressionen, Magersucht und allgemein mit dem Stresserleben und -verhalten in Verbindung gebracht.

Selbst Krankheiten wie Krebs und Alzheimer werden ernsthaft in diesem Zusammenhang diskutiert, da ein hoher Kortisolspiegel das Immunsystem massiv schädigt und das psychophysische Gleichgewicht stark negativ beeinflusst.

»Über das Fruchtwasser bemerkt er (der Fötus) Veränderungen des körperlichen Zustandes der Mutter, da sich dabei der Geschmack ändert. Daraus lässt sich schließen, dass der Fötus ständigem Stress der Mutter und andere Störungen des physiologischen Rhythmus wahrnimmt, und sich dieser somit negativ auf die Mutter-Kind-Beziehung auswirkt. Auch andere schädliche Handlungen wie z. B. Alkohol- und Drogenkonsum und unregelmäßige bzw. einseitige Ernährung können zu Störungen in der Beziehungsfähigkeit zwischen Mutter und Kind führen. Auch die Art wie die Mutter mit ihrem Körper umgeht, d. h. welchen körperlichen Anstrengungen sie sich aussetzt, wieviel sie schläft und wie sie sich ernährt, wirken sich auf den Fötus aus und beeinflussen die Mutter-Kind-Beziehung.«[138]

Da die wissenschaftlichen Forschungen auf diesem Gebiet erst am Anfang stehen (und jetzt schon zu bemerkenswerten Ergebnissen kommen), wird für die Zukunft noch viel erwartet. Vielleicht kehrt dann ein Urwissen der Menschheit zurück und wird wissenschaftlich untermauert, das gemeinhin als »Ammenmärchen« vielfach belächelt und bespöttelt wurde. Viele Psychoanalytiker, darunter auch Ludwig Janus, Präsident der Internationalen Studiengemeinschaft für Pränatale u. Perinatale Psychologie und Medizin, sind der Meinung, dass prä- und perinatale Urerfahrungen in zahlreichen Mythen und Ritualen wie schon in der biblischen Vertreibung aus dem Paradies, im Märchen von Schneewittchen, dass mit dem (mütterlichen-symbolischen) Rückzug in den Glassarg ein pränatales Trauma überwindet, zum Ausdruck kommen.

---

[138] Ebd.

Janus sieht in der Gewohnheit mancher Völker, ihre Toten in Embryonalstellung zu begraben – und so in den Zustand vor der Geburt zurückkehren zu lassen – ein entsprechendes Merkmal.

Viele Volksweisheiten mögen zwar skurril erscheinen, zeigen aber die ernsthafte Überzeugung, dass das Ungeborene von Anfang an ein beseeltes, empfindsames Wesen ist und die Schwangere in besonderem Maße als schützenswert gilt.[139]

Beispiele

* Auf Bali dürfen werdende Mütter nicht geweckt werden, da die Devas, die guten Götter, das Leben des Kindes vorbereiten. Und wer sich gar an einer Schwangeren vergeht, den trifft die Rache der Dämonen.
* Bei den Haussa, einer Volksgruppe in Nigeria, wird eine Schwangerschaft zwecks Vermeidung von Neid, Missgunst und bösen Außeneinflüssen so lange wie möglich geheim gehalten.
* Bei den Tiv in Nigeria unterziehen sich Schwangere und die ganze Familie einem besonderen Reinigungsritual, bei dem z. B. der Mund gewaschen wird, damit alle Anwesenden von missgünstigen, unsauberen Gedanken gereinigt werden.
* Auf Madagaskar vermeiden Schwangere jede Form von seelischer Belastung, um nicht zu weinen. So nehmen sie an keinen Bestattungen und Totenfeiern teil, da ihr Kind sonst ein »krankes Herz« bekommen könnte.

Aber auch im europäischen Kulturkreis finden sich vielfältige Hinweise, dass traumatische oder starke emotionale Erlebnisse der Mutter böse Folgen für das Ungeborene haben können. So heißt es im »Handwörterbuch des deutschen Aberglaubens«: »Versieht sie (die Schwangere) sich im Schreck an Maus oder Hund, so bekommt das Kind Mäusehaut und Hundezähne, an einem Hasen, so bekommt das Kind ein zitterndes Kinn oder eine Hasenscharte ...«[140]

6.1.2 Ausblick

So drängen sich nach diesen Fakten zwangsläufig (besonders für die weiblichen Leser) eine Vielzahl von Fragen auf: Bin ich durch mein »Fehlverhalten« für Krankheiten, Gebrechen, Defizite oder gar dem Lebens(miss-)erfolg verantwortlich?

---

[139] Ebd.
[140] Jopp. K. E. (1999). Positiv denken – zufrieden leben. Weltbild Verlag Augsburg, S. 7 f.

Welche Folgen hat meine Einstellung zur Schwangerschaft und zum Kind (Persönlichkeitsentwicklung »unerwünschter Kinder«)? Und inwieweit bzw. wodurch können im Mutterleib erlittenen Defizite in der späteren Entwicklung kompensiert werden?

Es gibt dazu etliche Berichte und Hinweise, die auch durch die historische Erfahrung gestützt werden, dass der Mensch in seiner Entwicklung durchaus »regenerations- und reparationsfähig« ist, schädliches Verhalten er-, aber auch verlernen kann, dass er wandelbar ist und zu Erkenntnissen und Einsichten kommen kann. (Der Physiker Isaak Newton war bei seiner Geburt 1643 so klein, dass er nach Berichten und Zeitzeugen in einen Bierhumpen passte. Er überlebte nicht nur, sondern prägte mit seinem überragenden Intellekt das gesamte Weltbild.)[141]

Nichtsdestotrotz soll dem Leser aufgezeigt werden, wie wichtig die Zeit vor der »Stunde Null«, der Geburt ist, wie sie offensichtlich bedeutenden Einfluss auf die gesamte Persönlichkeitsentwicklung hat, entsprechende Weichen setzt und so vielfältige Grundmuster anlegt, die die gesamte Menschwerdung bis zum Tod des Individuums mit beeinflusst.

Gleichzeitig zeigt es uns aber auch neue Möglichkeiten für uns wesentlich auf die Personagenese positiv einzuwirken, und das zu einem Zeitpunkt, der früher ausgeschlossen schien. Auf diese Art und Weise ermöglicht uns die prä- und perinatale Psychologie und Medizin neue Erkenntnisse zu gewinnen und durch diese zu neuen (Handlungs-)Freiheiten zu kommen.

Profil: Erleben von Stresssituationen
Das individuelle Erleben von Stresssituationen ist abhängig von:
- Veranlagung/möglichen Einschränkungen
- Pränatalen Einwirkungen
- Frühkindlicher Entwicklung
- Entwicklung von Urvertrauen/Bezugspersonen
- Emotionaler Zuwendung
- Erziehungsklima und Erziehungsmaßnahmen
- Lern- und Prägungsprozesse

---

[141] Bierach, A. (1989). Mentales Training für Manager. McGraw-Hill Book Company, Hamburg, S. 41 f.

- Sozialem Umfeld
- Einstellungen, Werte und Glauben
- Wahrnehmung
- Motivation und Flexibilität
- Bereitschaft zum lebenslangen Lernen
- Fertigkeiten und Bewältigungsstrategien
- Emotionale Intelligenz/Empathie
- Belastbarkeit
- Sozialhistorischen Aspekten

Check 2
Meine typischen Stresssituationen sind:
Beschreiben Sie bitte hier Situationen in Ihrem beruflichen und privaten Leben, die in Ihnen Stress auslösen bzw. Sie unter Stress setzen.

Hilfsfragen:
- Fühle ich mich unter Druck?
- Bin ich unsicher/verunsichert?
- Ärgere ich mich/bin ich gereizt und/oder reagiere ich aggressiv?
- Möchte ich aufspringen und wegrennen?
- Fühle ich mich eingeengt und beschränkt?

Check 3
Unter welchen vegetativen Störungen leiden Sie?

Müdigkeit	Leichtes Erröten
Übermäßiges Schlafbedürfnis	Überempfindlichkeit gegen Kälte
Mattigkeit	Kalte Hände/Füße
Energielosigkeit	Taubheitsgefühl
Schwächegefühl	Kribbeln
Erschöpfung	Einschlafen der Beine
Einschlafstörungen	Schweregefühl in den Beinen
Durchschlafstörungen	Juckreiz
Zu frühes Aufwachen	Hautveränderungen (Ausschlag etc.)
Unruhiger Schlaf	Appetitlosigkeit
Alpträume	Heißhunger

Schwindel

Ohnmachtsanfälle

Gleichgewichtsstörungen

Schwarzwerden vor Augen

Kopfschmerzen

Druckgefühl im Kopf

Migräne

Gesichtsschmerzen

Nacken-/Schulterschmerzen

Gelenk-/Gliederschmerzen

Rückenschmerzen

Häufige Erkältungen

Chronischer Husten

Halsschmerzen

Kloßgefühl

Kratzen im Hals

Kurzatmigkeit/Luftnot

Erstickungsgefühl

Herzklopfen/Herzjagen/Herzstolpern

Stiche/Schmerzen/Ziehen in der Brust

Starker Durst

Schluckbeschwerden

Engegefühl/Würgen im Hals

Erbrechen

Übelkeit/Brechreiz

Sodbrennen/Magenschmerzen

Aufstoßen

Druck/Völlegefühl im Leib

Blähungen

Leibschmerzen (auch Unterleib)

Durchfälle

Verstopfung

Harndrang

Beschwerden während der Regel

Mangel an sexueller. Erregbarkeit

Schmerzen beim Verkehr

Impotenz/Frigidität

Überempfindlichkeit gegen Hitze

Hitzewallungen

Starkes Schwitzen

7 Burnout – Definition und Erscheinungsbild

Ein Phänomen, das der Volksmund mit den Sprichwörtern: »Steter Tropfen höhlt den Stein« oder auch: »Viele Hunde sind des Hasen Tod« umschreibt, fand Mitte der 1970er Jahre unter dem Namen »Burnout« seinen Einzug in die wissenschaftliche Literatur.

Burisch (1994) sieht als großes Problem für eine fundierte Erforschung des Burnout-Syndroms »das Fehlen einer handbaren oder gar operationalen Definition, die überzeugen könnte.«[142] Dennoch gibt es einige sehr brauchbare Auslegungen, die durchaus geeignet sind, diesen Begriff zu erläutern und zu durchleuchten. Fengler (1992) bedient sich einer Definition von Emener (1972), der Burnout wie folgt beschreibt: »... Zustand psychischer oder seelischer Erschöpfung, der als Auswirkung langanhaltender negativer Gefühle entsteht, die sich in Arbeit und Selbstbild des Menschen entwickeln.«[143]

Aronson et al. (1985, S. 25) erweitert diese Erklärung, wenn er feststellt, »das Ausbrennen ist das Resultat andauernder oder wiederholter emotionaler Belastung im Zusammenhang mit langfristigem, intensivem Einsatz für andere Menschen. ... Das Ausbrennen ist die schmerzliche Erkenntnis (von Helfern), dass sie diesen Menschen nicht mehr helfen können, dass sie nicht mehr zu geben haben und sich völlig verausgabt haben.«[144]

Pines et al. (1981) bzw. Pines (1983) schließt sich im Wesentlichen dieser Begriffsbestimmung an, erwähnt und teilt die auftretenden Symptome allerdings als Erweiterung in drei Gruppen ein:
1. Körperliche Symptome wie Ermüdung, Energiemangel, Unfall- und Krankheitsanfälligkeit
2. Emotionale Symptome wie Niedergeschlagenheit, Hilf- und Hoffnungslosigkeit, Reizbarkeit und Nervosität

---

[142] Burisch, Matthias, a.a.O., S.11
[143] Fengler, a.a.O., S.103ff.
[144] Fengler, a.a.O., S.103ff.

3. Geistige Symptome wie eine negative Einstellung zu sich selbst, zum Leben und zur Arbeit allgemein.[145]

Ähnlich sehen es Maslach und Jackson (1982, 1984). Ihr Burnout-Konzept sieht die drei Schwerpunkte:
1. Emotionale Erschöpfung
2. Depersonalisation
3. Reduzierte Leistungsfähigkeit.[146]

Gillespie (1980) unterscheidet beim Erschöpfungssyndrom zwei Arten des Ausbrennens:
1. Aktives Ausbrennen als Folge von schädigenden Institutionsaspekten sowie entsprechende äußere Ereignisse und Arbeitsbedingungen
2. Passives Ausbrennen als innere Reaktion darauf, durch mangelhafte Kompetenz zur Gegenwehr oder Gestaltung.[147]

Müller (1994) definiert das Burnout-Syndrom so: »Im Falle einer Burnout-Krise nimmt die psychische Belastbarkeit bereits im mittleren Berufsalter ab. Menschliche Überforderung und Enttäuschungen führen zu emotionaler Erschöpfung und Resignation. Der phasische Verlauf kann bis zur Entfremdung von sich selbst und zu völligem Rückzug von anderen Menschen führen und in Depressionen und körperliche Erkrankungen münden.«[148]

Das Burnout-Syndrom ist ein hochkomplexes Gebilde mit einer ganzen Reihe von Indikatoren, die Cherniss (1980, zit. n. Enzmann und Kleiber, 1989, S. 19) in einer umfassenden Äußerung so beschrieben hat: »... großer Widerstand, täglich zur Arbeit zu gehen; Gefühle des Versagens; Ärger und Widerwillen; Schuldgefühle; Entmutigung und Gleichgültigkeit; Negativismus; Isolierung und Rückzug; tägliche Gefühle von Müdigkeit und Erschöpfung; häufiges ›Nach der Uhr sehen‹; große Müdigkeit und Erschöpfung; Verlust von positiven Gefühlen den Klienten gegenüber; Verschieben von Klientenkontakten; Widerstand gegen Anrufe und Besuche von Klienten; Stereotypisierung von Klienten; Unfähigkeit, sich auf Klienten

[145] Modestin, J.; Lerch, M.; Böker, W. (1994). Burnout in der psychiatrischen Krankenpflege. Springer Verlag, Berlin-Heidelberg, S. 1
[146] Ebd.
[147] Fengler, a. a. O., S. 104
[148] Müller, E.H. (1994). Ausgebrannt – Wege aus der Burnout-Krise. Herder Verlag, Freiburg im Breisgau, S. 18 ff.

zu konzentrieren oder ihnen zuzuhören; sich unbeweglich fühlen; Zynismus und tadelnde Einstellung den Klienten gegenüber; zunehmender ›Dienst nach Vorschrift‹; Schlafstörungen; Vermeidung von Arbeitsdiskussionen mit Kollegen; mit sich selbst beschäftigt sein; größere Billigung von Mitteln zur Kontrolle des Verhaltens (z. B. Tranquilizer); häufige Erkältungen und Grippe; häufige Kopfschmerzen und Magen-Darm-Beschwerden; Rigidität im Denken und Widerstand gegen Veränderungen; Mißtrauen und paranoide Vorstellungen; exzessiver Drogengebrauch; Ehe- und Familienprobleme; häufiges Fehlen am Arbeitsplatz.«[149]

Nach Kaslow und Schulman (1987) sind im Vorfeld einer Burnout-Entwicklung Warnsignale auszumachen, die eine Ausprägung zum Syndrom und seinen Ausbruch andeuten:
1. Nicht zur Arbeit gehen wollen
2. Fortgesetztes Klagen wegen Arbeitsunlust oder Überforderung
3. Sich wie abgeschnitten von der Welt fühlen
4. Das Leben schwer und dumpf erleben
5. Steigende Zahl negativer Gegenübertragung mit Klienten
6. Irritierbarkeit, Ablenkbarkeit, Gereiztheit und Unduldsamkeit zu Hause
7. Häufige Erkrankungen ohne erkennbare Ursache
8. Flucht- und Selbstmordgedanken[150]

> Das Burnout-Syndrom ist zweifellos ein »Überdrussproblem« und führt zu den unterschiedlichsten körperlichen, emotionalen und geistigen Erschöpfungszuständen. Betroffene entwickeln nicht nur ein negatives Selbstbild. Vielmehr prägt sich auch ein Abwehrgefühl gegen ihren Beruf und zu anderen Menschen aus. Das Leben wird perspektivlos, der Helfer ist unglücklich und unzufrieden.

All das sind Reaktionen auf Erschöpfung, die aus einer chronischen Belastung, geistiger, körperlicher und/oder emotionaler Art resultiert und auf die in keiner geeigneten Form reagiert werden kann.[151]

---

[149] Fengler, a.a.O., S.105
[150] Fengler, a.a.O., S.105
[151] vgl. Fengler, a.a.O., S.103
Burisch, a.a.O., S.14ff.
Müllera.a.O., S.33ff.

7.1 Häufigkeit und Verlauf

Wurde früher zunächst die Ausbildung eines Burnout nur in Helferberufen ange-nommen, gibt es heute Beschreibungen dazu in über 30 Berufen und Bevölke-rungsgruppen. Dazu zählen u. a.: »Sozialarbeiter, Fürsorger, Hauseltern in Kin-derdörfern, Drogenberater, Personal von Beratungsstellen, Studentenberater, Sozialforscher, Organisationsberater und -trainer, Krankenschwestern, Gemein-deschwestern, Hauswirtschaftsleiterinnen, medizinisch-technische Assistentin-nen, Leiter von Kliniken und Rehabilitationseinrichtungen, Ärzte und Zahnärzte, Krankenhausapotheker, Sprach- und Stimmtherapeuten, Beschäftigungstherapeu-ten, Psychotherapeuten, Pfarrer, Eltern und Therapeuten autistischer Kinder, Pfle-gepersonal geistig behinderter Erwachsener, Erzieherinnen, Lehrer, Erwachsenen-bildner, Sporttrainer, Schulpsychologen, Anwälte, Polizisten, Gefängnispersonal, Stewardessen, Bibliothekare, Manager, Studenten und Arbeitslose.«[152]

Damit zeigt sich ganz deutlich, dass nicht nur der Helfer gefährdet ist, sondern darüber hinaus viele Berufe »von denen nicht nur Hilfe im technischen Sinne erwartet wird (also Versorgen, Beraten, Anleiten, Heilen, Schützen), sondern auch emotionale Zuwendung, die, weil professioneller Natur, beim Ausbleiben von Gegenseitigkeit nicht versiegen darf.«[153]

Die Entwicklung eines Burnout-Syndroms kann nach Emener (1972) und Aronson et al. (1985) das Ergebnis eines langen Prozesses mit entsprechender Trauerreak-tion sein. Nach Pines et al. (1981) besteht aber auch die Möglichkeit einer relativ raschen Entwicklung innerhalb weniger Monate.[154] Doch sind sich alle Autoren einig, dass die Ausbildung eines Burnout in Phasen stattfindet, auch wenn die Entwicklungsschritte dazu unterschiedlich gesehen werden.

Burisch (1994) beschreibt insgesamt sieben Phasen, die kennzeichnend für die Ent-stehung eines Burnout sind:

---

[152] Fengler, a. a. O., S. 103
Burisch, a. a. O., S. 14 ff.
Müller, a. a. O., S. 33 ff.
[153] Burisch, a. a. O., S. 16
[154] Modestin, Lerch & Böker, a. a. O., S. 3

1. Warnsymptome der Anfangsphase[155]

In dieser Phase entwickelt der Helfer zunächst ein vermehrtes Engagement für seinen Beruf, für die Klienten, für eine Idee u. a., was sich in Hyperaktivität, freiwilliger Mehrarbeit, dem Gefühl der Unentbehrlichkeit und der Beschränkung sozialer Kontakte auf Klienten u. a. äußern kann. Dadurch stellen sich auf Dauer verschiedene Erschöpfungszustände ein, die sich in chronischer Müdigkeit, Energiemangel und einer erhöhten Unfallgefahr manifestieren.

2. Reduziertes Engagement[156]

Diese Kategorie macht dadurch auf sich aufmerksam, dass der Betroffene eine Rückzugshaltung gegenüber seinen Klienten oder Bewohnern, gegenüber anderen allgemein und gegenüber seiner Arbeit einnimmt. Er ist desillusioniert, verliert seine positiven Gefühle zu den ihm anvertrauten Menschen, was sich in einer größeren Distanz, in Meidung von Kontakt und Dehumanisierung (»die Niere auf Zimmer 17«) ausdrückt.

Gleichzeitig verliert der Helfer die Fähigkeit zu geben (Verlust der Empathie), entwickelt Verständnislosigkeit und flüchtet sich in Tagträumereien. Die Arbeit wird widerwillig verrichtet, häufiges Zuspätkommen, Überziehen der Arbeitspausen, aber auch Fehlzeiten sind die Folge.

Außerdem stellt der Helfer erhöhte Ansprüche. Da er seinen Idealismus verloren hat, konzentriert er sich nun auf die Befriedigung materieller Wünsche für die Arbeitszufriedenheit. Diese Menschen klagen über mangelnde Anerkennung, und nicht selten zeigen sich in ihrem Privatleben massive Partnerprobleme mit einer Veränderung des gesamten Lebensstils. »Diese Menschen haben es entschieden aufgegeben, zu leben, um zu arbeiten – sie arbeiten allenfalls, um zu leben.«[157]

Im angloamerikanischen Sprachraum wird solches Personal als »totes Holz« (Aronson et al. 1983, S. 27 f.) bezeichnet. Bei uns spricht man in diesem Zusammenhang von »Statisten«.[158] Ein Rückzug ins Privatleben mit erhöhten Freizeit- und Vereinsaktivitäten zwecks Ausgleich der mangelnden Anerkennung des beruflichen Tuns hat in Sozialberufen verheerende Folgen, denn das verringerte Engagement führt zwangsläufig zu erheblichen Defiziten in der Betreuung und Behandlung.

---

[155] Burisch, a.a.O., S. 17
[156] Burisch, a.a.O., S. 20
[157] Burisch, a.a.O., S. 21
[158] Burisch, a.a.O., S. 21

3. Emotionale Reaktionen, Schuldzuweisung[159]

Viele Betroffene sehen die Ursache der Probleme in ihrer eigenen Person, wodurch sie vermehrt Depressionen entwickeln. Ihr eigenes Handeln und berufliches Tun wird zu einem Zustand, der sich in Kontrollverlust und Hilflosigkeit äußert. Dadurch kommt es zu einer Reduktion der Selbstachtung und einer Erniedrigung des Selbstwertgefühls. Der Ausbrennende treibt mehr und mehr in eine Situation der Abstumpfung, die geprägt ist von Bitterkeit, Pessimismus, Apathie und Selbstmitleid. Diese Konstellation führt nicht selten zu Aggressionen gegenüber Kollegen, Familienangehörigen oder Klienten. Das wiederum führt zu häufigen Konflikten mit anderen. Da der Betroffene nicht mehr in der Lage ist, ein realistisches Bild seiner Situation zu zeichnen, kommt es häufig zu Schuldzuweisungen an andere oder an »das System«. Vorwürfe an andere, Verleugnung der Eigenbeteiligung, Misstrauen und defensive/paranoide Einstellungen bestimmen die Person und das Arbeitsklima.

4. Abbau[160]

Da die zuvor beschriebenen Reaktionsweisen miteinander verbunden sind, entwickelt sich eine Wechselwirkung, die nun zu deutlichen Leistungsabfällen führt. So lässt beispielsweise die kognitive Leistungsfähigkeit nach, was sich in Konzentrations- und Gedächtnisschwäche, Ungenauigkeit und Desorganisation äußert. Auf die Berufssituation bezogen bedeutet das eine Erhöhung der Fehlerquote, etwa Flüchtigkeitsfehler in Berichten, Briefen oder Pflegedokumentation, oder aber das Vergessen von Eintragungen, Terminen.

Stellen Sie sich einmal vor, was alles noch passieren kann, gerade in Helferberufen, wenn man nicht mit »dem Kopf bei der Sache« ist. So führt die Unfähigkeit zu klaren Anweisungen bzw. die Entscheidungsunfähigkeit innerhalb kürzester Zeit zu einem heillosen Durcheinander auf einer Pflegestation bzw. gefährdet durch Nachlassen der Motivation, gekennzeichnet durch verringerte Initiative und Flexibilität, durchaus Leib und Leben von Klienten, Bewohnern, Patienten.

5. Verflachung[161]

Im weiteren Verlauf des allgemeinen Burnout-Prozesses ist ein generelles Verflachen des emotionalen, sozialen und des geistigen Lebens möglich. Auf der Ebene

---

[159] Burisch, a.a.O., S. 22 ff.
[160] Burisch, a.a.O., S. 24 ff.
[161] Burisch, a.a.O., S. 25

des emotionalen Lebens können eine Verflachung gefühlsmäßiger Reaktionen sowie verschiedene Formen von Gleichgültigkeit beschrieben werden.

Durch weniger persönliche Anteilnahme an andere oder exzessive Bindung an einzelne kommt es zu Störungen des sozialen Lebens. Der Betroffene meidet informelle Kontakte, beschäftigt sich mit sich selbst, neigt zu Eigenbröteleien und sucht die Einsamkeit.

Desinteresse, Langeweile und das Aufgeben von Hobbys zeigen ein generalisiertes, defizitäres Bild der Nivellierung des geistigen Lebens.

6. Psychosomatische Reaktionen[162]

Schon die Anfangsphase ist charakterisiert durch parallel ablaufende psychosomatische Reaktionen, wie häufige Krankheiten, bedingt durch eine Schwächung des Immunsystems, Schlafstörungen, sexuelle Probleme, erhöhter Blutdruck, Verdauungsstörungen und Schäden am Bewegungsapparat, wie Rückenschmerzen und Muskelverspannungen. Helfer zeigen eine deutlich erhöhte Bereitschaft zu Alkohol, Kaffee und Tabak und anderen Drogen.

Interessant dabei ist, dass nahezu alle Autoren zu diesem Thema eine deutliche Übereinstimmung der psychosomatischen Stressreaktionen mit denen des Burnout-Syndroms beschreiben, wodurch ein ursächlicher Zusammenhang deutlich hergestellt werden kann[163] (siehe Kapitel 5 ff., Burnout und Stress – Die destruktive Allianz).

7. Verzweiflung[164]

Burisch bezeichnet dieses finale Burnout-Stadium als »existenzielle Verzweiflung«, in dem es zur Konzentration der Hoffnungslosigkeit kommt. Helfer zeigen eine generalisierte negative Einstellung zum Leben, die vom Gefühl der Sinnlosigkeit verdichtet wird, Selbstmordabsichten, die sicherlich auch ausgeführt werden können, bilden das terminale Erschöpfungssyndrom, die innere Kündigung.

---

[162] Burisch, a.a.O., S. 25
[163] Burisch, a.a.O., S. 41 ff.
[164] Burisch, a.a.O., S. 26

1. Warnsymptome der Anfangsphase

a) Vermehrtes Engagement für Ziele
- Hyperaktivität
- Freiwillige unbezahlte Mehrarbeit
- Gefühl der Unentbehrlichkeit
- Gefühl, nie Zeit zu haben

- Verleugnung eigener Bedürfnisse
- Verdrängung von Misserfolgen und Enttäuschung
- Beschränkung sozialer Kontakte auf Klienten

b) Erschöpfung
- Chronische Müdigkeit
- Energiemangel
- Unausgeschlafenheit
- Erhöhte Unfallgefahr

2. Reduziertes Engagement

a) Für Klienten und Patienten
- Desillusionierung
- Verlust positiver Gefühle gegenüber Klienten
- Größere Distanz zu Klienten
- Meidung von Kontakt mit Klienten und/oder Kollegen
- Aufmerksamkeitsstörungen in der Interaktion mit Klienten
- Höhere Akzeptanz von Kontrollmitteln wie Strafen oder Tranquilizern
- Stereotypisierung von Klienten, Kunden, Schülern etc.
- Betonung von Fachjargon
- Dehumanisierung

b) Für andere allgemein
- Unfähigkeit zu geben
- Kälte
- Verlust der Empathie
- Unfähigkeit zur Transposition
- Verständnislosigkeit
- Schwierigkeiten, anderen zuzuhören
- Zynismus
-

c) Für die Arbeit
- Desillusionierung
- Negative Einstellung zur Arbeit
- Widerwillen und Überdruss
- Widerstand, täglich zur Arbeit zu gehen
- Ständiges Auf-die-Uhr-sehen
- Fluchtphantasien
- Tagträumen

- Überziehen von Arbeitspausen
- Verspäteter Arbeitsbeginn
- Vorverlegter Arbeitsschluss
- Fehlzeiten
- Verlagerung des Schwergewichts auf die Freizeit, Aufblühen am Wochenende
- Höheres Gewicht materieller Bedingungen für die Arbeitszufriedenheit

d) Erhöhte Ansprüche
- Verlust von Idealismus
- Konzentration auf die eigenen Ansprüche
- Gefühl mangelnder Anerkennung
- Gefühl, ausgebeutet zu werden
- Eifersucht
- Partnerprobleme
- Konflikte mit den eigenen Kindern

3. Emotionale Reaktionen; Schuldzuweisung

a) Depression
- Schuldgefühle
- Reduzierte Selbstachtung
- Insuffizienzgefühle
- Gedankenverlorenheit
- Selbstmitleid
- Humorlosigkeit
- Unbestimmte Angst und Nervosität
- Abrupte Stimmungsschwankungen
- Verringerte emotionale Belastbarkeit
- Bitterkeit

- Abstumpfung, Gefühle von Abgestorbensein und Leere
- Schwächegefühl
- Neigung zum Weinen
- Ruhelosigkeit
- Gefühl des Festgefahrenseins
- Hilflosikeits-, Ohnmachtsgefühle
- Pessimismus, Fatalismus
- Apathie
- Selbstmordgedanken

b) Aggression
- Schuldzuweisung an andere oder »das System«
- Vorwürfe an andere
- Verleugnung der Eigenbeteiligung
- Ungeduld
- Launenhaftigkeit
- Intoleranz
- Kompromissunfähigkeit
- Nörgeleien
- Negativismus
- Reizbarkeit
- Ärger und Ressentiments
- Defensive/paranoide Einstellungen
- Misstrauen
- Häufige Konflikte mit anderen

4. Abbau

a) der kognitiven Leistungsfähigkeit
- Konzentrations- und Gedächtnisschwäche
- Unfähigkeit zu komplexen Aufgaben
- Ungenauigkeit
- Desorganisation
- Entscheidungsfähigkeit
- Unfähigkeit zu klaren Anweisungen

b) der Motivation
- Verringerte Initiative
- Verringerte Produktivität
- Dienst nach Vorschrift

c) der Kreativität
- Verringerte Phantasie
- Verringerte Flexibilität

d) Entdifferenzierung
- Rigides Schwarzweißdenken
- Widerstand gegen Veränderungen aller Art

▶

5. Verflachung

a) **des emotionalen Lebens**
- Verflachung gefühlsmäßiger Reaktionen
- Gleichgültigkeit

b) **des sozialen Lebens**
- Weniger persönliche Anteilnahme an anderen oder exzessive Bindung an einzelne
- Meidung informeller Kontakte
- Suche nach interessanteren Kontakten
- Meidung von Gesprächen über die eigene Arbeit

- Eigenbröteleien
- Mit sich selbst beschäftigt sein
- Einsamkeit

c) **des geistigen Lebens**
- Aufgeben von Hobbys
- Desinteresse
- Langeweile

6. Psychosomatische Reaktionen

- Schwächung der Immunreaktion
- Unfähigkeit zur Entspannung in der Freizeit
- Schlafstörungen
- Alpträume
- Sexuelle Probleme
- Gerötetes Gesicht
- Herzklopfen

- Engegefühl in der Brust
- Atembeschwerden
- Beschleunigter Puls
- Erhöhter Blutdruck
- Muskelverspannungen
- Rückenschmerzen
- Kopfschmerzen
- Nervöse Ticks

- Verdauungsstörungen
- Übelkeit
- Magen-Darm-Geschwüre
- Gewichtsveränderung
- Veränderte Essgewohnheiten
- Mehr Alkohol/Kaffee/Tabak/ andere Drogen

7. Verzweiflung

- Negative Einstellung zum Leben
- Hoffnungslosigkeit

- Gefühl der Sinnlosigkeit
- Selbstmordabsichten

- Existenzielle Verzweiflung

Abb. 8: Burnout-Symptomatik.[165]

Fengler (1992) sieht den Verlauf eines Burnout-Syndroms ebenso wie Burisch in Form von Etappen, wobei er bemerkt, dass die unterschiedlichen Phasenmodelle nicht mit einer unabweislichen Zwangsläufigkeit aufeinander ablaufen.

Für ihn haben sich zehn Stufen als aussagekräftig erwiesen:

1. Freundlichkeit und Idealismus
2. Überforderung
3. Geringer werdende Freundlichkeit
4. Schuldgefühle darüber
5. Vermehrte Anstrengung
6. Erfolglosigkeit
7. Hilflosigkeit
8. Hoffnungslosigkeit (»Ein Fass ohne Boden«)
9. Erschöpfung, Abneigung gegen Klienten, Apathie, Aufbäumen, Wut
10. Burnout: Selbstbeschuldigung, Flucht, Zynismus, Sarkasmus, psychosomatische Reaktionen, Fehlzeiten, große Geldausgaben, Unfälle, Dienst nach Vorschrift, Selbstmord, Liebschaften, Scheidung, plötzliche raptusartige Kündigung, sozialer Abstieg, Aus-dem-Tritt-Kommen usw.

---

[165] Burisch, a. a. O., S. 18 ff.

Eine konstruktive Intervention sieht Fengler in »Fortbildung, Supervision, Stellenwechsel, Psychotherapie, Therapieausbildung, Lebensneuorientierung, Erleben eines neuen Lebensabschnitts, Berufswechsel ...«[166]

Auch Müller (1994) entwickelt in Anlehnung an Bronsberg & Westlund, Edelwich & Brodsky, Becker & Gonschorek sowie Petersen ein Phasenmodell in fünf Stufen, wobei sich dieses Muster für ihn aus seiner Tätigkeit als Diplom-Psychologe als besonders wirklichkeitsgetreu erweist. Dazu eine kurze Nennung des Fünfphasen-Modells:

Phase 1:
Enthusiasmus/Idealismus
»Es beginnt feurig«
Der brennende Start ins Berufsleben.

Phase 2:
Realismus/Pragmatismus
»Die Flamme brennt«
Die gesunde Bewältigung des Arbeitsalltags.

Phase 3:
Stagnation/Überdruss
»Der Funkenflug wird matter«
Erste Anhaltspunkte der Burnout-Gefahr.

Phase 4:
Frustration/Depression
»Arbeiten auf Sparflamme«
Die Arbeitskraft wird auf das Notwendigste reduziert.

Phase 5:
Apathie/Verzweiflung
»Die Glut verlischt«
Das Endstadium einer echten Lebenskrise ist erreicht.

---

[166] Fengler, a.a.O., S.109

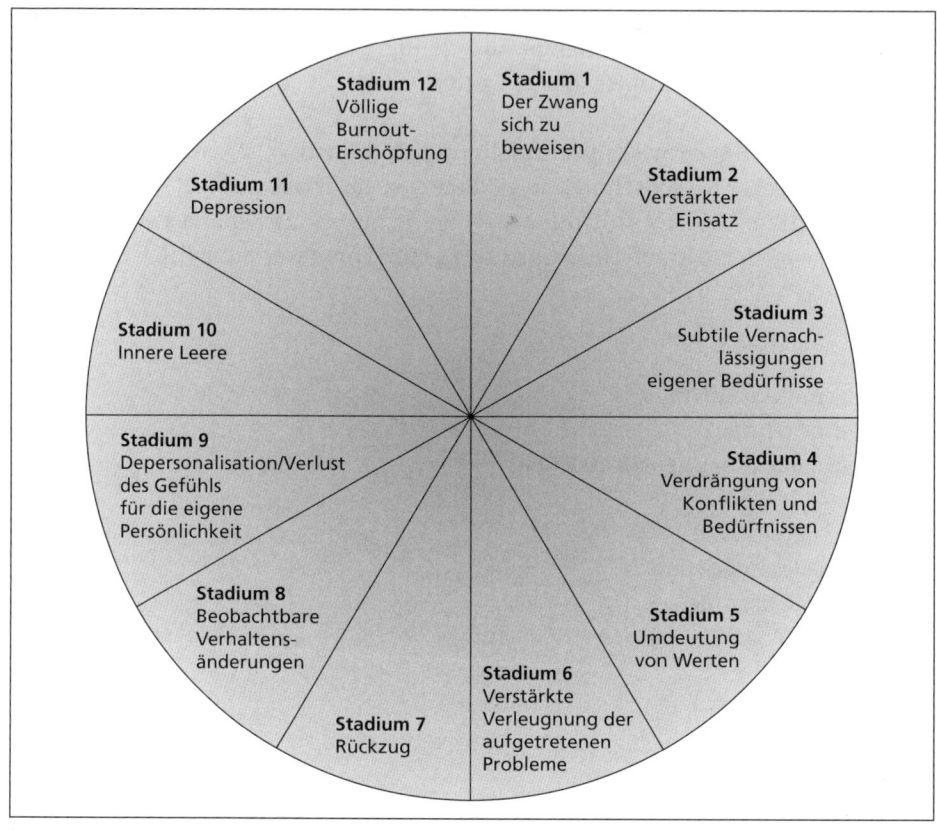

Abb. 9: Der Burnout-Zyklus.[167]

Müllers Phasenmodell ist sehr bilderreich und zeigt auf diese Weise ein sehr plastisches Bild zum Verstehen des Burnout-Syndroms. Er betont gleichzeitig, dass Ausbrennen nicht schicksalhaft ist und die Möglichkeit besteht, durch geeignete Interventionen aus jeder Phase der »Burnout-Karriere« auszusteigen.[168]

Freudenberger und North (1995), die sich besonders mit dem Burnout-Phänomen bei Frauen beschäftigt haben, entwickelten einen Burnout-Zyklus, der in Abbildung 9 wiedergegeben wird.[169]

---

[167] Freudenberger, H.; North, G. (1995). Burnout bei Frauen. Fischer Verlag, Frankfurt, S. 123
[168] Müller, a. a. O., S. 17 ff.
[169] Freudenberger & North, a. a. O., S. 123

7.1.1 Ursachen des Burnout-Syndroms

Wie schon festgestellt, können viele Berufsgruppen ein Burnout-Syndrom entwickeln. Mögliche Ursachen, die zur Entwicklung eines Erschöpfungssyndroms in helfenden Berufen beitragen, sind in Kapitel 4 ausführlich dargestellt worden, sodass hier eine allgemeine Zusammenfassung der wichtigsten Gründe erfolgt. Pines et al. (1993) beschreiben drei allgemeine Ursachen des Ausbrennens in helfenden Berufen, die sich durch bestimmte Merkmale zeigen und für Helfer charakteristisch sind:

1. Emotional belastende Arbeit
Alle Helferberufe sind dadurch gekennzeichnet, dass die Betroffenen häufig über lange Zeiträume in emotional belastenden Situationen mit anderen Menschen arbeiten und somit auch allen psychischen, sozialen und physischen Problemen ihrer Klienten ausgesetzt sind. Dieser erwartet kompetente Hilfe in Form von Fachkenntnis und persönlichem Engagement. Folge für den Helfer ist ein Stresserleben auf breitester Ebene, da er neben Gefühlsinvestitionen auch noch eine Vielzahl an Rollenerwartungen erfüllen muss.[170]

2. Bestimmte Persönlichkeitsmerkmale zur Berufswahl
Dazu gehören Menschen, die besonders »gefühlsbegabt« sind, das Leiden anderer mitfühlen und nachvollziehen können und so eine Profession wählen, in der eine Minderung des Leidens anderer möglich ist. Je ausgeprägter allerdings diese Fähigkeit ist, umso größer ist die Gefahr, dass aus Mitgefühl ein Mit-Leiden wird.[171]

3. Eine klientenzentrierte Orientierung
Für Helferinnen und Helfer ist der Mensch Mittelpunkt des Interesses, der Hilfe benötigt. »... ihre Bedürfnisse (der Helferinnen und Helfer) definieren die Rollen der verständnisvollen, unterstützenden Helfer. Die Existenz ist nur solange gerechtfertigt, als sie von Nutzen sind. Allein die Gefühle der Klienten sind legitim.«[172]

---

[170] Pines, A.; Aronson, E.; Kafry, D. (1993). Ausgebrannt – Vom Überdruß zur Selbstentfaltung. Klett-Cotta Verlag, Stuttgart, S. 60 ff.
[171] Pines, Aronson & Kafry, a.a.O., S. 64 ff.
[172] Fengler, a.a.O., S. 112

Zusammenfassend lässt sich feststellen, dass die Burnout-Ursachen sich in verschiedenen Belastungsgruppen manifestieren:

1. Organisations- und arbeitsbezogene Faktoren[173]

- **Ungünstige Betreuungsverhältnisse**
  Die mangelhafte personelle Besetzung durch knapp bemessenen Personalschlüssel sowie die Zunahme der Klientenzahlen (speziell in der Pflege), führt häufig zu zeitlichen Engpässen in der Versorgung der zu Betreuenden, sodass deren Bedürfnisse nur unzureichend erfüllt werden können (Fließbandpflege). Das hat oft ein Gefühl des Versagens beim Helfer zur Folge.

- **Hohe Fehlzeiten und Personalfluktuation**
  Gerade in den Helferberufen, besonders in der Pflege, sind häufige Fehlzeiten und Krankheitsausfälle durch die hohe Konzentration der Belastungsinhalte

- **Hohe Überstundenbelastung**
  Eine direkte Folge der hohen Fehlzeiten/Personalfluktuation ist die Überstundenbelastung, da die Mehrarbeit ja irgendwie bewältigt werden muss, die sich aus einem Personalengpass ergibt.

- **Wenig Erfolgserlebnisse im Sinne einer Heilung/Gesundung bzw. deren schlechte Nachweisbarkeit**
  Viele Helfer sind in ihrem beruflichen Handeln auf positive Rückmeldungen durch Klienten angewiesen. Leider ist dies, besonders in den Pflegeberufen, nicht durchgängig möglich, da viele der zu Betreuenden ihre Leiden nicht »erfolgreich« bewältigen.

- **Lange, direkte und intensive Kontakte mit schweren und ernsten Problemen der Klienten**
  Die ständige Konfrontation mit körperlichen und seelischen Gebrechen, mit geistigem Abbau, chronischen Krankheiten, Leiden und Tod, stellt eine starke emotionale Beanspruchung des Helfers dar und gibt ihm das Gefühl, »nie mit der Arbeit fertig zu sein.«

---

[173] vgl. Bermejo, I.; Muthny, F. A. (1994). Burnout und Bedarf an psychosozialer Fortbildung und Supervision in der Altenpflege. Lit-Verlag, Münster-Hamburg, S. 34 f
Pines Aronson & Kafry, a. a. O., S. 77 ff., 88 ff., 103 ff., 110 ff., 127 ff.
Modestin, Lerch & Böker, a. a. O., S. 5 ff.
Ministerium für Arbeit, Gesundheit und Soziales des Landes NRW. (1992). Motivationsanalyse von Altenpflegefachkräften«, Eine Untersuchung zum 2. Landesaltenplan. Bonn, S. 69 ff.
Willensöldner, C. (1988).: Frustration – Resignation – Erfolgserlebnis in Pflege und Begleitung des älter werdenden Menschen. Recom-Verlag, Basel, S. 908 ff.

◆ **Konflikte mit Angehörigen/Ehrenamtlichen**
Besonders in den Pflegeberufen kommt es häufig zu offenen und versteckten Konfrontationen mit den Angehörigen, da diese die Arbeit der Helfer oft nicht genug anerkennen, sie unnötig kritisieren, aus falscher Blickrichtung noch mehr Forderungen stellen oder sich sogar in Betreuungs- und Behandlungstherapien einschalten, die das statthafte Maß deutlich überschreiten.

◆ **Körperliche Anstrengung**
Viele Helferberufe zeichnen sich dadurch aus, dass sie körperlich sehr anstrengend sind und auf Dauer ihren Tribut fordern.

◆ **Aufsplitterung der »Gesamttätigkeit«**
Hierbei handelt es sich um »berufsfremde« Tätigkeiten, die z. B. im Rahmen von Personalknappheit mitgeleistet werden müssen. Helferpersonal in Krankenhäusern oder Altenheimen beklagen häufig die Notwendigkeit »pflegefremde Tätigkeiten«, z. B. Putzen, hauswirtschaftliche Arbeiten u. a., verrichten zu müssen, wodurch die eigentliche Arbeit natürlich leidet.

◆ **Ungünstige, nicht individuell oder strukturell angepasste Arbeitsbedingungen**
Eine unzureichende Ausstattung mit z. B. technischen Hilfsmitteln oder unzureichende räumliche Ausstattungen erschweren und behindern unnötig pflegerische Arbeit. Dadurch erhöht sich nicht nur das Gesundheitsrisiko der zu Betreuenden, sondern auch das des Pflegepersonals, nicht zuletzt auch dadurch, dass das Personal dadurch auch weniger Möglichkeiten hat, sich zur Regeneration zurückzuziehen.

◆ **Geringe Flexibilität der Organisation**
Institutionelle Normierung von Helfertätigkeit, z. B. von Hygiene, Sauberkeit und Ordnung, führt dazu, dass eine intensive und aktivierende Pflege und Beschäftigung des Klientels kaum möglich ist, da das Erfüllen dieser Norm zuviel Zeit und Personal in Anspruch nimmt.
Ebenso führt eine mangelhafte Beweglichkeit und fehlende Innovation zur Dienstplangestaltung, zu Arbeitszeiten- und Urlaubsregelungen sowie ungenügende Kooperation und Führungsqualitäten innerhalb des Teams, auf der Ebene der Verwaltung als auch in institutionsübergreifender Zusammenarbeit (dazu gehören auch Möglichkeiten zur Fort- und Weiterbildung), sicherlich zu starren Strukturen und somit zu weniger Effizienz in der Helferarbeit.
Erwähnt werden sollte in diesem Zusammenhang, dass wenig Mitbestimmung, Mitsprache und Mitgestaltung weitere demotivierende Faktoren darstellen, die die Helferarbeit stark bremsen können.

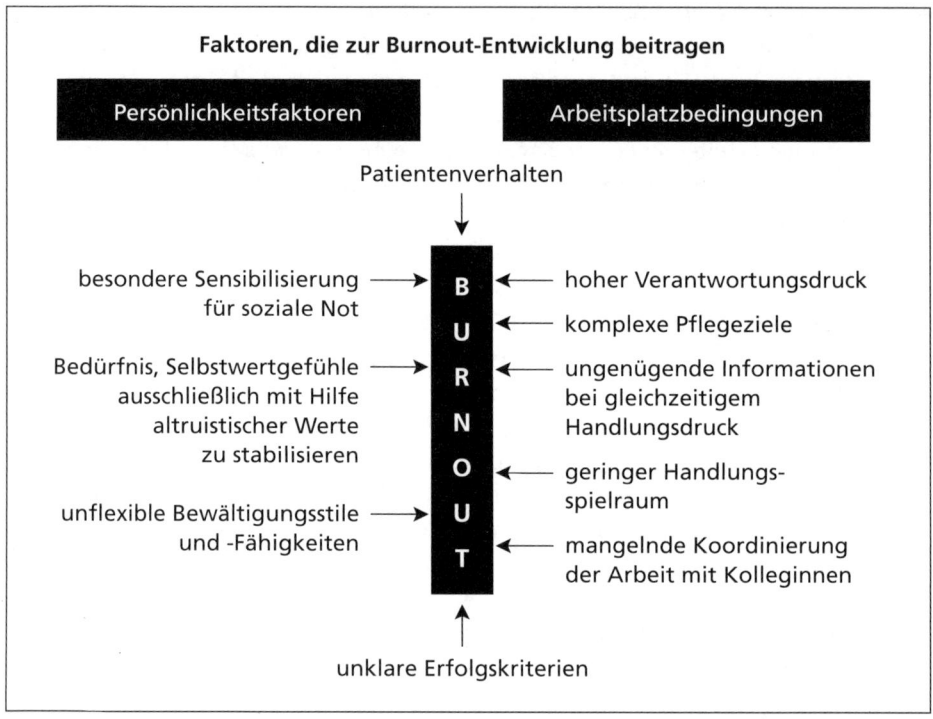

Abb. 10: Faktoren einer Burnout-Entwicklung.[174]

2. Individuelle Faktoren[175]

♦ **Schlechte Ausbildung**

Durch stetige und zunehmende Professionalisierung und Belastungsanforderungen der Helferberufe erhöht sich der Bedarf an qualifiziertem, gut ausgebildetem Personal. Noch immer werden unzureichend ausgebildete Helferinnen und Helfer beschäftigt, weil sie billiger und leichter verfügbar sind oder weil sie politisch relevante »statistische Lücken« ausfüllen.

Aber auch dem examinierten Personal werden Steine zur Fort- und Weiterbildung in den Weg gelegt. Das äußert sich z. B. dadurch, dass das Recht auf Bil-

---

[174] Rose, R. (1995). Neue Wege gehen. In: Häusliche Pflege 9/95, S. 662

[175] Bermejo & Muthny, a.a.O., S. 34ff.
Pines, Aronson & Kafry, a.a.O., S. 77ff., 88ff., 103ff., 110ff., 127ff.
Modestin, Lerch & Böker, W., a.a.O., S. 5ff.
Ministerium für Arbeit, Gesundheit und Soziales des Landes NRW, a.a.O., S. 69–142
Willensöldner, a.a.O., S. 908ff.

dungsurlaub verschwiegen wird, keine Kostenübernahmen und Freistellungen gewährt werden.

Leider habe ich die Erfahrung als Dozent an einem Fachseminar für Altenpflege machen müssen, dass trotz der erhöhten Notwendigkeit von Aus-, Fort- und Weiterbildung sowohl die Schüler als auch bereits Examinierte zum Teil wenig Motivation und innere Verpflichtung dazu zeigen.

- **Mangel an Belastbarkeit und Konfliktkompetenz**
  Neben der Disposition der erlernten Hilflosigkeit, der Helfersyndrom-Persönlichkeit (Kap. 3.2 ff.), sowie der Typ-A-Persönlichkeit (Kap. 5.2) verstärken auch der Verlust an Energie und mangelhafte Bewältigungsstrategien das Entstehen eines Burnout-Syndroms.

- **Eigene Anspruchshaltung**
  Wie schon in der Rubrik »schlechte Ausbildung« erwähnt, steigen die Ansprüche in den Helferberufen ganz deutlich. Das führt aber nicht auch zwangsläufig zu einer höheren Bildungsbereitschaft. So ist die Gefahr für Helferinnen und Helfer groß, den »Anschluss zu verpassen« und so nur auf Dauer eine semiprofessionelle Arbeit auszuüben.

  Vielen Helfern wird im Berufsalltag deutlich, dass das Wissen um eine optimale Arbeit sich nur schwer in die Realität umsetzen lässt. Das führt zu einem chronisch schlechten Gewissen und produziert Anspannung, Frustration und die Gewißheit, seine »Ideale nicht erreichen zu können.«

- **Unvereinbarkeit von Familie und Beruf**
  Für viele Helferinnen und Helfer ist die Vereinbarkeit von Familie und Beruf nahezu kaum lösbar. Die Schicht-, Wochenend- und Feiertagsdienste sind familien- und freizeitunfreundlich und stellen durch die verschiedenen Rollenanforderungen eine erhöhte Burnout-Belastung dar.

3. Gesellschaftliche Faktoren[176]

- **Mangelnde Berufsattraktivität**
  Zumindest in einigen Helferberufen (z. B. Altenpflege) ist die gesellschaftliche Popularität nicht sehr hoch. Immer noch herrscht das düstere Bild einer unprofessionellen und unattraktiven Tätigkeit, die vom Hilfspersonal mehr schlecht

---

[176] Bermejo & Muthny, Fritz, a. a. O., S. 34 ff.
Pines, Aronson & Kafry, a. a. O., S. 77 ff., 88 ff., 103 ff., 110 ff., 127 ff.
Modestin, Lerch & Böker, W., a. a. O., S. 5 ff.
Ministerium für Arbeit, Gesundheit und Soziales des Landes NRW, a. a. O., S. 69–142,
Willensöldner, a. a. O., S. 908 ff.

als recht ausgeübt wird. Unterstützt wird diese Haltung durch die negative gesellschaftliche Einstellung zum Alter und Altern.

Da die Entlohnung von Helfertätigkeit in den meisten Fällen tariflich geregelt ist, diese nicht, trotz schwerer Arbeit, besonders hoch ausfällt, zeigt auch dieser Umstand dem Helfer, wie unbedeutend sein eigenes Tun und Handeln ist. Dies führt zu Frustration und mangelndem Selbstwertgefühl.

• **Hohe Erwartungen an die Berufsrolle des Helfers**
  Helferinnen und Helfer sind einem starken äußeren Druck in bezug auf ihre Berufsrolle ausgesetzt. Es wird von ihnen Geduld, Freundlichkeit, Verständnis, Ausgeglichenheit und Aufopferung verlangt, ohne berechtigte Ansprüche nach außen stellen zu dürfen. Der Beruf soll nicht der Existenzsicherung dienen, sondern der Helfer soll aus ihm gleichzeitig Kreativität und Lebenssinn bei steigenden unangemessen hohen generellen Erwartungen an den Beruf gewinnen.

• **Verlust der Tragfähigkeit individueller sozialer Netze**
  Der gesellschaftliche Umbruch zur reinen Individualentwicklung stört ganz empfindlich die Tragfähigkeit individueller sozialer Netze. Da die Familie heute leider immer mehr an Bedeutung verliert, Leistungs- und Konkurrenzdenken auch die Freizeit erfasst, reduzieren sich für Helfer die Möglichkeiten, Konflikte aufzufangen, zu bearbeiten und positive Rückmeldung in einer Gemeinschaft zu erfahren.

• **Verlust des Vertrauens in Institutionen**
  Das berufliche Handeln von Helfern wird immer im Kontext mit der Institution gesehen. Durch die Entzauberung und Entschleierung vieler Helferberufe (Ärzte, Psychologen u. a.) sowie durch häufige Aufdeckung von Skandalen und Behandlungsfehlern und nicht zuletzt durch eigene leidvolle Erfahrungen der zu Betreuenden mit inkompetenten Helfern, kalter Krankenhausmaschinerie und seelenlosem Behandlungsablauf kommen hoch motivierte und fähige Helfer in eine Verteidigungsposition. Sie müssen u. U. einen ganzen Berufsstand bzw. eine Institution in ihrem Tun und Handeln verteidigen, rechtfertigen, aber auch Mängel erkennen und verarbeiten.

7.1.2 Burnout und Ernährung

Neue Beweise belegen und bestätigen die Bedeutung der Ernährung bei der Entstehung und dem Verlauf eines Burnout-Syndroms. Untersuchungen an Burnout-Patienten decken häufig einen Mineralstoffmangel, vorrangig von Calcium, Magnesium, Kalium und Zink, auf.

Da eine genügende Konzentration nicht nur dieser Mineralstoffe, sondern auch von Vitaminen und Spurenelementen im Blutstrom vorhanden sein muss, um leistungsfähig zu bleiben, sollte auf eine genügende Zufuhr dieser Stoffe geachtet werden. Bei Konzentrationsstörungen ist eine ausreichende Versorgung mit Magnesium wichtig, da dieses Mineral sowohl das Zusammenspiel von Nerven und Muskeln regelt als auch die Funktion zahlreicher körpereigener Enzyme.

Natürlich ist auch, laut Empfehlung von Ernährungsexperten, eine ausgewogene und vollwertige Ernährung wichtig, um die optimale Versorgung mit allen notwendigen Stoffen zu sichern. Doch ist es notwendig zu erwähnen, dass Zweifel an der Qualität der heutigen Nahrung und ihrer Inhaltsstoffe berechtigt sind.

Überdüngung der Böden mit der Folge der Auslaugung, Umweltverschmutzung, zu frühes Abernten (Bananen werden grün geerntet) und dadurch zu geringe Reifezeit mit entsprechender Nährstoffentwicklung, langer und unsachgemäßer Transport, Lagerung und Verarbeitung sowie auch der erhöhte individuelle Bedarf an Nährstoffen durch unterschiedliche belastende Faktoren wie Rauchen (1 Zigarette zerstört bis 100 mg Vitamin C), zu fettes Essen, Hektik, Stress und die verstärkte Verwendung von künstlichen Zusatzstoffen u. a. scheinen eine zusätzliche Supplementierung mit entsprechenden Präparaten nötig werden zu lassen.

Ein Teil des Mineralstoffbedarfs lässt sich darüber hinaus mit diversen Heilwässern decken, da der Körper, bedingt durch die im Wasser gelösten Mineralien, schnell in der Lage ist, diese unmittelbar aufzunehmen. Außerdem beugt die Einnahme eines Heilwassers einer Übersäuerung und Magenreizung, einer häufigen Erscheinung beim Burnout, vor, da die überschüssige Säure abgepuffert wird und der Magen sich so beruhigen kann.

Eine reichliche Flüssigkeitszufuhr von mindestens zwei Litern täglich bewirkt eine Verdünnung des Blutes und somit eine Verbesserung des Blutstromes, denn dickflüssiges Blut, bedingt durch Flüssigkeitsmangel, kann zu Durchblutungsstörungen auch im Gehirn führen. Symptome, wie Antriebslosigkeit, Kreislaufstörungen und Konzentrationsstörungen, werden begünstigt und können die Folge sein. Ein weiterer Vorteil reichlicher Flüssigkeitszufuhr besteht darin, dass die Schlackenstoffe, die sich in Stresssituationen vermehrt bilden, schneller und effektiver aus dem Körper gespült werden.

Durch eine Änderung des Essverhaltens, gerade in Helferberufen, findet sich häufig eine »Fast-Food-Mentalität«. Mit einer Rückkehr zu natürlichen Lebensmitteln (nicht Nahrungsmittel) unter Berücksichtigung einer geregelten Nahrungsaufnahme finden Helferinnen und Helfer zu einer notwendigen Balance in diesem Bereich zurück. Eine gesunde Lebensweise, sinnvolle Informationsauswertung zur Ernährung sowie eine zusätzliche Gabe von Vitaminen, Mineralien und Spurenelementen sollten nicht nur eine Frage der Notwendigkeit bei Bedarf sein. Durch die ernährungsbedingte Leistungssteigerung kommt es auch zu einer Erhöhung der Belastbarkeit und somit zur Verringerung einer Burnout-Syndrom-Entwicklung. – Darüber hinaus müssen Helferinnen und Helfer eine Lebensphilosophie entwickeln, in der die Ernährung nur eine von vielen Säulen darstellt.[177]

Wichtige Empfehlungen im Zusammenhang zwischen Burnout und Ernährung			
Symptome	Chronische Müdigkeit, Konzentrationsschwierigkeiten	Magenreizungen, Sodbrennen	Durchblutungsstörungen, Kopfschmerzen
mögliche Ursachen	Mineralstoffmangel (insbesondere Magnesium) Anhäufung von Schlackenstoffen	übersäuerter Magen	zu wenig Flüssigkeit
Was hilft	ausgewogenen Ernährung, viel trinken (mineralstoffreiche Heilwässer)	vermehrt blasenbildende Lebensmittel auswählen (Obst, Gemüse, Heil- und Mineralwässer mit einem Hydrogencarbonat-gehalt von mind. 1.300 mg/l)	mind. 2 Liter täglich trinken (mineralstoffreiche Heil- und Mineralwässer bevorzugen)

Abb. 11[178]

---

[177] Sport und Fitness: Müde – Erschöpft – Ausgebrannt. In: Sport & Fitness, Nr. 3, 5/6 1995, Sport und Fitness Verlag, Krefeld, S. 123 f.
[178] Ebd.

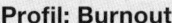

Profil: Burnout

- Zustand psychischer oder seelischer Erschöpfung, der als Auswirkung lang anhaltender negativer Gefühle entsteht, die sich in Arbeit und Selbstbild des Menschen entwickeln
- Resultat andauernder oder wiederholter emotionaler Belastung im Zusammenhang mit langfristigem, intensivem Einsatz für andere Menschen
- Schmerzliche Erkenntnis (von Helfern) nicht mehr helfen zu können, nichts mehr geben zu können, sich völlig verausgabt zu haben
- Aktives Ausbrennen als Folge von schädigenden Institutionsaspekten
- Passives Ausbrennen als Reaktion darauf durch mangelhaft Kompetenz, Gegenwehr, Gestaltung und Selbstmanagement
- Hochkomplexes Gebilde mit vielfältigen Ursachen, Indikatoren,
- Symptomerscheinungen, multiple Häufigkeit und Verlauf
- Umfassende Destabilisierung, Deharmonisierung und Schädigung des psychisch-physischen Gleichgewichts mit persönlichen und individuellen Folgen
- Verlauf erfolgt phasenweise, zyklisch, schleichend und destruktiv

Check 4

Für manche Helfer mag es lohnend sein, die eigene Burnout-Belastung einmal in Form eines Selbstversuchs zu studieren. Dabei ist nicht die absolute Zahl der Ja- und Nein-Antworten entscheidend, sondern die erlebte Belastung in verschiedenen Bereichen und die Veränderung der Werte bei mehrmaliger Beantwortung im Abstand von einigen Monaten.

Das quantitative Maß der Burnout-Gefährdung ergibt sich aus der Summe der Ja-Antworten der Skalen I und II und der Nein-Antworten aus Skala III. Der Maslach Burnout Inventory (MBI) (nach der Übersetzung von v. Geldern und Schenke, 1985, S. 85 f.)

I. Emotionale Erschöpfung	ja	nein
Ich fühle mich durch meine Arbeit emotional erschöpft.		
Ich fühle mich am Ende eines Arbeitstages verbraucht.		
Ich fühle mich bereits ermüdet, wenn ich morgens aufstehe und einen neuen Arbeitstag vor mir liegen sehe.		
Den ganzen Tag mit Menschen zu arbeiten strengt mich sehr an.		
Ich fühle mich durch meine Arbeit ausgebrannt.		
Ich fühle mich durch meine Arbeit frustriert.		
Ich habe das Gefühl, in meinem Beruf zu hart zu arbeiten.		
Bei der Arbeit in direktem Kontakt mit Menschen zu stehen, stresst mich zu sehr.		
Ich habe das Gefühl, am Ende meiner Weisheit zu sein.		
II. Depersonalisation	**ja**	**nein**
Ich habe das Gefühl, manche Klienten so zu behandeln, als wären sie Objekte.		
Ich bin Menschen gegenüber abgestumpfter geworden, seit ich diese Arbeit ausübe.		
Ich befürchte, dass meine Arbeit mich weniger		
mitfühlend macht.		
Es interessiert mich nicht wirklich, was in manchen Klienten geschieht.		
Ich habe das Gefühl, dass mir meine Klienten bzw. deren Angehörige für manche ihrer Probleme die Schuld geben.		
III. Eigene Leistungseinschätzungen	**ja**	**nein**
Ich kann es leicht verstehen, wie meine Klienten über bestimmte Themen denken.		
Ich gehe erfolgreich mit den Problemen meiner Klienten um.		
Ich habe das Gefühl, durch meine Arbeit das Leben anderer Menschen positiv zu beeinflussen.		
Ich fühle mich sehr energiegeladen.		
Mir fällt es leicht, eine entspannte Atmosphäre zu schaffen.		
Ich fühle mich angestrengt, wenn ich eng mit meinen Klienten zusammengearbeitet habe.		
Ich habe viele lohnende Ziele bei meiner Arbeit erreicht.		
Bei meiner Arbeit gehe ich mit emotionalen Problemen sehr gelassen um.		

8 Pädagogische Intervention

Der Begriff der pädagogischen Intervention umschreibt ein Bündel von Tätigkeiten, die, unter Berücksichtigung der individuellen und jeweiligen Lernerfahrungen, -motivationen, -fähigkeiten, -behinderungen, Lebenssituationen und deren Hintergründe, Arbeitstechniken und Hilfeleistungssysteme entwickeln sollen, die nicht nur einen Weiterbildungscharakter haben, sondern darüber hinaus Angebot zur Bewältigung kritischer Lebensereignisse bieten.

Klingenberger beschreibt im Rahmen geragogischer Interventionen drei Grundformen geragogischen Handelns, die sich durchaus auf pädagogische Interventionen und Aktivitäten übertragen lassen:
1. Formen des beratenden Handelns
2. Formen der Wissens- und Kompetenzvermittlung und -information
3. Formen der Motivation und Animation zur Initiierung und Förderung eines Bildungsprozesses.[179]

Die Pädagogik bietet mit anderen wissenschaftlichen Disziplinen ein ganzes Arsenal an »Methoden, Arbeitsformen und sozialen Techniken«, die ausgleichend, stützend, auswertend und verändernd wirken können und so zum positiven Erleben, Verhalten und zur Persönlichkeitsentwicklung beitragen können. Im folgenden Abschnitt werden einige dieser Formen vorgestellt, die nur geeignet erscheinen, dem Burnout bei Helferinnen und Helfern vorzubeugen bzw. zur Stabilisation und Verhaltensänderung beizutragen, wenn »das Kind schon in den Brunnen gefallen ist.«

Im Rahmen der »New Age«-Bewegung, der »Bewusstseinserweiterung«, der ökologischen Umorientierung und dem Kampf, »den Sinn des Lebens zu finden«, wird der Markt von einer Vielzahl von »Anti-Stress-Programmen, Selbstfindungs-, Selbstbefreiungs- und Verhaltensänderungstechniken« beherrscht, dass es dem Konsumenten sehr schwer fällt, »sein« Programm zur Lebensbewältigung zu finden. So werden viele Kurse besucht, immer mit der Hoffnung verbunden, dass dieser oder jener jetzt hilft. Eine konsequente »Grundlagenforschung«, sei sie auch

---

179 Klingenberger, H. (1992). Ganzheitliche Geragogik. Klinkhardt Verlag, Bad Heilbrunn, S. 294

noch so amateurhaft, bleibt meistens auf der Strecke, denn die meisten Anbieter holen den Menschen zwar da ab, »wo er steht«, sie versäumen aber, darüber hinaus Inhalte zu vermitteln, die die Basis einer gesunden und somit belastbaren Persönlichkeit darstellt.

Leider sehen auch heute noch viele nicht die besondere Bedeutung der Erziehung für die Personagenese.

In mehreren Kapiteln dieses Buches wird auf die Wichtigkeit frühkindlicher Erfahrungen und Entwicklungen hingewiesen, die bei Helferinnen und Helfern Dispositionen schaffen können, die ein Burnout begünstigen.

> Der wirkungsvollste Schutz gegen physische und psychische Schäden sind und bleiben vorbeugende Maßnahmen im Sinne einer festen Basis zur Menschwerdung.

Klingenberger stellt dazu fünf Dimensionen des Menschseins vor und unterstreicht dabei das pädagogische Geschehen in diesem Prozess.

1. Erziehung als Hilfe zur »Naturalisation«

Gemeint sind hier die gesunde Entfaltung und Entwicklung des Körpers und die Begründung einer gesunden Einstellung zur Natur sowie der rechte Umgang mit ihr.

So können beispielsweise im Rahmen einer vernünftigen Umwelt- und Gesundheitserziehung solide Kenntnisse vermittelt werden, die auf »die Befähigung zu naturgemäßen – der inneren und äußeren Natur entsprechende Erlebens- und Verhaltensweisen anzielen und fördern.«[180]

2. Erziehung als Hilfe zur »Sozialisation«

Darunter versteht man Anstrengungen und Versuche, das Individuum in die historisch gewachsene, soziale Lebenswelt einzugliedern bzw. beim Hineinwachsen behilflich zu sein. Das Endziel dieses Prozesses soll die Befähigung eines Individuums zu konstruktiv-kritischem und sozialem Handeln sein.[181]

---

[180] Klingenberger, a.a.O., S. 52ff.
[181] Ebd.

3. Erziehung als Hilfe zur »Enkulturation«

Hier geht es »um die Förderung des Eintretens in die spezifische Kulturwelt (mit bestimmten vorgegebenen Werten und Normen) und um die Ermächtigung zu kultureller Aktivität, Kreativität und Produktivität.« Auf diese Weise wird das Individuum auf die Welt vorbereitet, die es später zu erwarten hat, in der es arbeitet, lebt, und die Bedingungen, unter denen alle Lebensprozesse ablaufen, ihm weitgehend bekannt sind. So werden auch Möglichkeiten des produktiven Reagierens auf entsprechende Anforderungen durchführbar.[182]

4. Erziehung als Hilfe zur »Spiritualisation«

In dieser pädagogischen Dimension soll ein wert- und sinnerfülltes Leben vermittelt und erfahren werden. Die Fähigkeit, religiöse Erziehung und Gewissensbildung in einem pädagogischen Handlungsrahmen umzusetzen, trägt zur Stabilisierung der Persönlichkeit bei und gibt somit eine weitere Möglichkeit, mit den legitimen Anforderungen der Gesellschaft umzugehen.[183]

5. Erziehung als Hilfe zur »Personalisation«

Die Gesamtheit aller Lern- und Formungsprozesse, die am »Aufbau der Person« beteiligt sind und somit auch die Voraussetzung schaffen, sich in seine individuelle Lebenswelt zu integrieren, wird als Personalisation bezeichnet. Ziel jeder Personalisation soll die »Bildung« sein, die als evolutionärer und lebenslanger Prozess gesehen wird, da »Wandlungen und Entwicklungen der eigenen Person und der sie umgebenden Umwelt eine andauernde Korrektur der Einstellungen, Haltungen und Verhaltensweisen nötig machen.« Nur so wird das Individuum in der Lage sein, den berechtigten Ansprüchen der Welt gegenüber eine Haltung einzunehmen, »aus der heraus er diesen Ansprüchen angemessen gerecht zu werden versucht.«[184]

Je umfangreicher und störungsfreier dieses pädagogische Geschehen ablaufen kann, natürlich unter Berücksichtigung der individuellen Voraussetzungen und Möglichkeiten, desto flexibler, belastbarer und lernbereiter wird ein Individuum sein. Da auch Bildung ein Tor zur Welt ist, liegt hier eine echte Chance zur Entfaltung der Persönlichkeit und Individualität in einer sozialen Umwelt und stellt somit eine solide Grundlage dar, den Anforderungen dieser Welt mutig entgegenzutreten.

---

[182] Ebd.
[183] Ebd.
[184] Ebd.

Im Folgenden wird eine Auswahl pädagogischer Interventionen vorgestellt, die den Helfern Haltungen und Maßnahmen zeigen, die es ihnen ermöglichen, den beruflichen Deformationen angemessen zu begegnen.

8.1 Psychohygiene und individuell orientierte Intervention

Nach Meng et al. (1959) ist Psychohygiene die Praxis und Lehre vom seelischen Gesundheitsschutz. Sie versteht sich hauptsächlich als praktische Disziplin, die sich aus praktischen Erfordernissen und Erwägungen entwickelt hat. Erst später sind eine theoretische Basis und ein Programm entstanden. Meng selbst formuliert folgende Einsatzbereiche:

1. Psychohygiene im Dienste des Gesunden ist eine Aufgabe und eine Herausforderung, die sich an jeden wendet.
2. Psychohygiene als Faktor in der Psychotherapie und Resozialisierung ist eine Aufgabe, die in erster Linie von Institutionen und ihren Mitarbeitern geleistet werden muss.
3. Psychohygiene hat eine Aufgabe bei der Sanierung von Störungen innerhalb der Gesellschaft.[185]

Fengler versteht Psychohygiene »als Gegenimpuls zur beruflichen Deformation«, und so soll der Leser die »Sammlung präventiver und kurativer Maßnahmen gegen äußere und innere Belastungen und Schädigungen« als Möglichkeit einer aktiven Konfliktbewältigung sehen.[186]

Jeder Mensch ist in einem gewissen Umfang den Schädigungen des Außenbereichs, also den Bedingungen des Lebensumfeldes, ausgesetzt. – Dazu zählen u. a. lieblose Zimmer, irrationale Arbeitsabläufe, Verkehrschaos, Umweltverschmutzung etc., und so kommt es im Laufe eines Tages durchaus zu einer hohen Konzentration dieser Stressoren, denen, geht es nach der Werbung, nur mit Genussmitteln und Extremsport begegnet werden kann.

---

[185] Fengler, a. a. O., S. 180
[186] Fengler, a. a. O., S. 181

Gleichzeitig wirken im Innenbereich ebenfalls Alltagsstörungen. Die täglichen »Selbsttadel, Selbstverletzungen, Selbstbeleidigungen, Selbstbeschädigungen, Selbstvergiftungen, Selbstkränkungen, Selbstverstümmelungen, Selbstabnützungen« führen durchaus zu instabilen Verhältnissen innerhalb der Persönlichkeit. Psychohygiene soll die Aufmerksamkeit von Helferinnen und Helfern schulen und sodann Anlass zu einer »seelischen Entrümpelung des Alltags« beitragen.

Da der Erhaltung der seelischen Gesundheit als Aufgabe der Psychohygiene eine besondere Wichtigkeit zukommt, muss sie auch für den Helfer, diese ist ja durch das Arbeitsleben wahrscheinlich am meisten gefährdet, oberste Priorität haben.

Voraussetzung für eine gelungene Intervention ist zunächst die regelmäßige Beobachtung der Belastungsfaktoren und der persönlichen Reaktionen darauf, denn eine Korrektur muss auf mindestens zwei Ebenen stattfinden:
1. Verringerung negativer Arbeits- und Lebensbedingungen (»Abwehr des Negativen«)
2. Förderung positiver Möglichkeiten (»Impuls nach vorn«)[187]

Fengler (1992) macht auf drei Helferfähigkeiten aufmerksam, mit denen sich Betroffene aus dem Dilemma der beruflichen Deformation befreien können:

1. Gespür für Destruktives
Die Kenntnis der Gefahren, die der Beruf mit sich bringen kann, ermöglichen Helferinnen und Helfern, Schädigungen zu registrieren, negative Verhaltensänderungen zu erkennen und Möglichkeiten zur Intervention zu entwickeln.[188]

2. Selbsterforschung
Trotz starker beruflicher Belastung ist es vielen Helfern noch durchaus möglich, das eigene Tun und Handeln zu hinterfragen, da der Berufsalltag voll von Situationen ist, in denen der Helfer mit seiner eigenen Identität konfrontiert wird und diese dann im beruflichen und privaten Geschehen analysieren kann.[189]

---

[187] Fengler, a.a.O., S. 181 ff.
[188] Fengler, a.a.O., S. 178 ff.
[189] Ebd.

3. Realitätssinn

Der berufliche Alltag zeigt den meisten Helferinnen und Helfern oft auf deutliche Weise die Grenzen ihrer Möglichkeiten, Fähigkeiten und Freiräume. So hat der Helfer die Gelegenheit, Machbares von Unmöglichem, Ungewisses von Vorhersagbarem und Theorie von der Praxis abzugrenzen und zu unterscheiden.[190]

Diese Fähigkeiten mögen dem Helfer zwar ein Instrument zur Intervention sein, doch muss er, soll die Bewältigung seiner Probleme gelingen, eine genaue Analyse, eine »Bestandsaufnahme« (physisch-psych.-soz. Inventur) seiner Person und seiner Situation vornehmen. –

»Ausgangspunkt jeglicher Copingversuche (Bewältigung) sollte aber immer die genaue und gründliche sowie explizite Analyse der jeweiligen Situation (Umwelt, Person, soziale Beziehung, Ziele, Bedürfnisse) und der vorhandenen Ressourcen sein.«[191]

1. Schritt: Wahrnehmen und Akzeptieren der Störung
2. Schritt: Gründliche Erforschung der Ursachen
3. Schritt: Analyse von Lösungsmöglichkeiten
4. Schritt: Ausführung der notwendigen Maßnahmen
5. Schritt: Überprüfung des Ergebnisses, eventuell Korrektur.

Da sich die Entwicklung eines »Burnout-Syndroms« aus vielen Komponenten zusammensetzt, muss eine Prävention natürlich auch diese Sachverhalte beachten. Zur Beseitigung der dysfunktionalen (schädigenden) Merkmale sind sowohl eine Verhaltens- und Einstellungsänderung auf Seiten des Individuums notwendig als auch Maßnahmen, die das soziale und organisatorisch-institutionelle Umfeld positiv beeinflussen, sollen diese Strategien Erfolg zeigen.[192]

Es muss betont werden, dass eine Intervention nur dann einen Erfolg erwarten lassen kann, wenn das Programm und die Maßnahmen, die zur Ausführung kommen sollen, individuell zugeschnitten sind, ein Generalrezept gibt es nicht.

---

[190] Ebd.
[191] Bermejo & Muthny, a.a.O., S. 39
[192] Bermejo & Muthny, a.a.O., S. 37

> Die Psychohygiene bietet ein großes Spektrum an Strategien sowohl auf der individuellen wie auch auf der Ebene der Arbeitsbedingungen und der Ebene des sozialen Umfeldes dazu an, die zur Entlastung, Neuorientierung und Selbstklärung beitragen.

Entspannungs- und Aktivierungsverfahren

Dazu zählen z. B. das Autogene Training, die Jacobson-Entspannung oder spezielle Atemübungen. Zu beachten bei der Auswahl des richtigen Verfahrens ist die individuelle Natur des Helfers. Ist der Betroffene sympathikoton bestimmt, d. h. reagiert er bei Belastung übererregt, empfiehlt sich ein beruhigendes, ausgleichendes Verfahren, wie z. B. das Autogene Training. Neigt der Helfer unter Stress allerdings zu Passivität und Apathie, wird er aus aktivierenden Maßnahmen, z. B. Sport oder Tanztherapie, mehr Nutzen ziehen.[193]

Kunsterfahrung und künstlerischer Ausdruck

In der Begegnung mit Werken der Kunst oder auch in eigenem künstlerischen Ausdruck können Helferinnen und Helfer eine Möglichkeit zur inneren Ruhe, Ausgeglichenheit und Klarheit finden. Gerade in diesem Bereich ist Platz für Kreativität, Träume und Phantasien, die individuell auslebbar sind und dazu beitragen, Abstand zu belastenden Faktoren zu gewinnen, mit der angenehmen Nebenwirkung der Gestaltung einer »eigenen Welt.«[194]

Selbstbelohnung

Die Selbstbelohnung stellt eine Wertschätzung seiner eigenen Persönlichkeit und ihrer Leistungsfähigkeit dar, und so sollten Helferinnen und Helfer, da oftmals eine positive Resonanz ihres beruflichen Handelns ausbleibt, durchaus von diesem Mittel in geeigneter Form Gebrauch machen.[195]

Angebote zur Selbstbelohnung

- Speisen: Süßigkeiten, Eis, Obst, Kuchen, Nüsse, Kekse, Brot, Salat, Joghurt, Pudding, Fleisch, Schinken ...
- Alkoholfreie Getränke: Wasser, Milch, Kaffee, Tee, Sprudel ...

---

[193] Fengler, Jörg, a. a. O., S. 186
[194] Ebd.
[195] Ebd.

- Männer, Frauen treffen: die gut aussehen, intelligent sind, eine Position haben, interessant sind ...
- Probleme lösen: Kreuzworträtsel, mathematische Aufgaben, technische Probleme ...
- Musikhören: klassische Musik, Opern, Operetten, Musicals, Chansons, Jazz, Soul, Schlager, Volkslieder ...
- Musikmachen: Singen, Klavier, Flöte, Geige, Gitarre, Schlagzeug ...
- Sport sehen oder treiben: Fußball, Leichtathletik, Schwimmen, Skilaufen, Autorennen, Boxen, Tanzen ...
- Radiohören/Fernsehen: Berichte, Hörspiele, Magazine, Shows ...
- Lesen: Illustrierte, Zeitungen, Krimis, Romane, Abenteuergeschichten, Biografien, Reiseberichte, Lyrik, Comics, Liebesgeschichten, Fachliteratur ...
- Einkaufen: Platten, Bücher, Lebensmittel, Kleidung, Kosmetik, Haushaltswaren, Autozubehör ...
- Ruhe, Entspannung, Atemübungen, Schlafen, Yoga ...
- Zusammensein, Gespräche mit Bekannten, Freunden ...
- Ausgehen: Restaurant, Kneipe, Kino, Theater, Café, Friseur, Diskothek ...
- Hygiene: Duschen, Schaumbad, Massage, Sauna ...
- Mit Tieren umgehen: Hunde, Katzen, Vögel, Fische, Amphibien ...
- Werken, Basteln, Handarbeit, unerledigte Dinge in Haus und Haushalt tun ...
- Ausflüge: Landschaften, Sehenswürdigkeiten, Museen, Architektur, Kirchen, Stadtviertel ...
- Was tun Sie, wenn Sie sich trösten oder sich etwas Gutes tun wollen? (modifiziert nach Schulte, 1976)[196]

Brief, Tagebuch, gute Gedanken, Gebet
Für einige Helferinnen und Helfer ist dieser Weg des Dialogs, und sei es auch nur »mit sich selbst, mit imaginären Gesprächspartnern oder mit Gott«, die richtige Strategie zur Entlastung. Häufig kommt der schriftlichen Fixierung von Gedanken, dem Aussprechen von Wünschen und Gefühlen eine »Ventilfunktion« zu, die als Ergebnis Klarheit der Gedanken, neue Handlungsimpulse und allgemeine Entlastung haben.[197]

---

[196] Ebd.
[197] Ebd.

Regulierung der Nähe

Das berufliche Handeln ist in den meisten Helfertätigkeiten geprägt von einem »engen Miteinander«. – Damit ist nicht nur der Grad der Identifikation mit dem Klientenschicksal gemeint, vielmehr schließt sie »Wohnort, offene oder geschlossene Tür des Arbeitszimmers, Abfolge und Länge der täglichen Gespräche«, Pausenzeiten und Privatleben mit ein. Der Helfer muss für sich entscheiden, inwieweit er Nähe zulassen will, kann und darf, denn ihm muss bewusst sein, dass zu wenig Distanz schnell zur Erschöpfung führt.[198]

Lektüre

Neben dem Erwerb von Kenntnissen und somit der Möglichkeit, seine berufliche Tätigkeit vor soliderem Hintergrund ausführen zu können, bietet das Beschäftigen mit Lektüre die Chance zur Ruhe, Frieden und Hoffnung. Das gilt besonders für meditative Texte oder aber auch ausgewählte Bibelstellen.[199]

Einsamkeit und Natur

In der Begegnung mit Einsamkeit und Natur erschließt sich ein weiterer Weg, um mit Belastungsfaktoren besser umgehen zu können. Die vielfältigen und tiefen Erfahrungen sinnlicher Art, die Helferinnen und Helfer dort erleben, vermitteln vielfach ein Gefühl der Geborgenheit und der Möglichkeit, sich selbst zu finden. Dies kann nicht durch Anstrengung und Zwang geschehen, hier ist Aufmerksamkeit, ein Sich-Öffnen, Hinhorchen und Demut verlangt.[200]

8.1.1 Fortbildung

Der Begriff der Fortbildung umschreibt ein Bündel von Maßnahmen zur (Weiter-) Qualifizierung und der Sicherung der beruflichen und psychosozialen Kompetenz der Helferinnen und Helfer.

Die Möglichkeit, neues Wissen zu erwerben, Fähigkeiten zu erweitern sowie bisherige Erkenntnisse und Erfahrungen sowie Fertigkeiten aufzufrischen und zu vervollständigen, trägt eindeutig und im hohen Maß zu einer Kompetenzsteigerung und zu einer Stärkung des Selbstwertgefühls bei.

---

[198] Ebd.
[199] Fengler, a. a. O., S. 189 ff.
[200] Ebd.

»Wissen ist Macht«, sagt ein altes Sprichwort und macht damit deutlich, dass viele Kenntnisse ein erweitertes Instrumentarium darstellen, mit beruflichen und/oder persönlichen Belastungsfaktoren besser umgehen und Lösungsvorschläge erarbeiten zu können. Außerdem beeinflusst dieser Prozess die Lebensqualität und -zufriedenheit positiv, da das Leben facettenreicher aufgenommen und kritischer hinterfragt werden kann.[201]

Nach Enzmann und Kleiber (1989) soll Fortbildung nicht nur vorhandenes Fachwissen ergänzen und erweitern. Darüber hinaus müssen Handlungskonzepte entworfen werden, in denen drei Problembereiche Beachtung finden:
1. Probleme aus der psychosozialen Arbeit selbst und Probleme/Krisen des professionellen Selbstverständnisses
2. Probleme und Krisen der beruflichen Sozialisation sowie
3. Probleme, die für die psychosoziale Arbeit durch gesellschaftlich produzierte neue Problemlagen der Klienten entstehen.[202]

Als Ergebnis lässt sich demnach festhalten:
- Fortbildung, die kontinuierlich und regelmäßig durchgeführt wird, hat folgende Funktionen:
- »Nachwuchsqualifizierung der Mitarbeiter in psychosozialen Bereichen
- Reflexionsmöglichkeit der persönlichen Arbeitserfahrung, der Rollenerwartungen an sich selbst, Patienten und Kollegen, des eigenen Weltbildes …
- Anreiz zum Hinterfragen der bisherigen Tätigkeit und Auseinandersetzung mit nötigen Veränderungen für die Zukunft
- Selbständigkeitsförderung beim Personal, Vergrößerung des kritischen Potenzials, Förderung des multidisziplinären Ansatzes und Verbesserung der Konfliktfähigkeit, sowie
- Erweiterung der Handlungs- und Kommunikationskompetenz durch Training von Fertigkeiten im Umgang mit Bewohnern (Klienten d. A.), Kollegen und Vorgesetzten (z. B. durch Gesprächsführung … etc.)«[203]

---

[201] Bermejo & Muthny, a.a.O., S. 43
[202] Bermejo & Muthny, a.a.O., S. 46
[203] Ebd.

8.1.2 Wege der Bewältigung durch Neurolinguistische Programmierung (NLP)

Eine weitere positive Perspektive zur Überwindung von Blockadesituationen im Rahmen des Burnout-Syndroms bietet die Neurolinguistische Programmierung (NLP).

Bei NLP handelt es sich um ein Modell menschlicher Kommunikation, das nicht nach den Ursachen einer bestimmten Verhaltensweise fragt (Warum?), sondern vielmehr ergründen will, wie diese Verhaltensweisen zum Ausdruck gebracht werden.

Nach Bandler und Grinder (1979/1981/1985) entwickelt jeder Mensch mit Hilfe von Sprache ein individuelles Modell der Wirklichkeit mit ganz individueller Darstellung desselben. Diese »innere Landkarte« ist eine Reduktion der Wirklichkeit auf die Merkmale, die dem Menschen besonders wichtig sind. Hierbei kommt es zu »Verallgemeinerungen«, »Verzerrungen« und »Auslassungen.« NLP deckt diese Verkürzungen und Beschränkungen auf, um im Rahmen eines »Behandlungsprozesses« mit Hilfe von Fragen »die ungenauen, verzerrten und ausgelassenen Wahrnehmungen des Klienten zu präzisieren, zu entzerren und zu ergänzen, so dass er sein Modell erweitern kann.«[204]

Die Frage nach der Art und Weise der Verhaltensäußerung schließt in der NLP auch die Formen der Wahrnehmung, also die Frage nach der Art und Weise der Informationsaufnahme, -speicherung und -weitergabe, mit ein. Interessant dabei ist die Tatsache, dass es visuelle, auditive und kinästhetische Wahrnehmungstypen gibt, die sich in ihrer ureigensten Form, erkennbar in Wortwahl und Augenbewegungsmustern, zu erkennen geben. Dieses »Repräsentationssystem« prägt die innere Landkarte des Menschen. Diese Erkenntnis macht sich die NLP zunutze, »um die Quelle vieler Missverständnisse und Probleme in der Kommunikation aufzudecken, aber auch, um Defizite in der Wahrnehmung zu erklären und zu beheben.«[205]

---

204 Knörzer, W. (1994). Das Burnout-Syndrom als Wachstumschance – Wege der Bewältigung mit Hilfe des Neurolinguistischen Programmierens. In: Meyer, E. (Hrsg.) (1994). Burnout und Streß. Praxismodelle zur Bewältigung. Schneider Verlag, Hohengehren, S. 110 ff.
205 Ebd.

Besonderes Augenmerk wird auf die verbalen wie auch die nonverbalen Ausdrucksformen (Körpersprache, Atmung, Stimme, Hautfärbung ...) des Klienten gelegt. Sie gelten allgemein als besonders stark vom Unbewussten beeinflusst und sind somit meistens zuverlässiger.

Frühkindliche Präge- und Erfahrungsprozesse haben einen direkten Einfluss auf die Persönlichkeitsstruktur eines Menschen und hinterlassen auch in Form von unbewussten Glaubenssätzen tiefe Spuren, die oftmals dem Erwachsenendasein nicht mehr entsprechen. Die Demaskierung solcher unbewussten, oft hemmenden Dogmen und Blockaden sowie deren Modifikation führen zur Auflösung starrer Glaubenssätze und »verschaffen den Klienten wieder Zugang zu seinen Kräften und positiven Erfahrungen, seinen persönlichen »Ressourcen« ...«[206]

Die NLP nimmt in diesem Zusammenhang an, dass das Individuum alle benötigten Fähigkeiten besitzt, um belastende Situationen zu verarbeiten, diese Kräfte allerdings erst geweckt werden müssen. In dieser gezielten Kontaktaufnahme mit diesen Ressourcen liegt das Vermögen, vorhandene Blockaden zu beseitigen. Eine genaue und gezielte Analyse von persönlichem Erleben und Verhalten in einer positiven Erfahrungssituation entwickelt und entdeckt persönliche Erfolgsstrategien, die dann in Zukunft bewusst eingesetzt werden können.

Zusammenfassend lässt sich feststellen, dass die NLP davon ausgeht, dass der Mensch selber sein individuelles Erleben und Verhalten aus seinen ganz spezifischen Wahrnehmungsmechanismen, den ihm eigenen Verarbeitungsstrategien und der Konstruktion von Glaubenssätzen entwickelt und programmiert.

Und darin liegt die Möglichkeit der Intervention, denn »Wahrnehmung lässt sich schulen, Strategien und Glaubenssätze lassen sich verändern, also lassen sich auch inneres Erleben und äußeres Verhalten in wünschenswerter Weise neu programmieren.«[207]

---

[206] Ebd.
[207] Ebd.

8.1.3 Autogenes Training

Beim Autogenen Training handelt es sich um ein Psychoregulationsverfahren, das im Selbst, im Menschen entsteht (Auto = Selbst, Gen = entstehen). Diese Technik beruht auf dem Prinzip der bewussten Einwirkung auf die eigene Psyche mit dem Ziel,»die seelisch-nervlichen Bereiche einer verstandes- und willensmäßigen Lenkung zugänglich zu machen.«[208] Es gelingt häufig in kurzer Zeit schon, seelische Störungen und deren Symptome zu beseitigen. Dies wird dadurch möglich, dass durch das Autogene Training ein direkter Zugriff in diese Bereiche genommen werden kann. So ist es auch zu erklären, dass Körperfunktionen nach entsprechender Steuerung und Beeinflussung effektiver und leistungsfähiger ablaufen.

Damit das möglich wird, müssen zunächst nervöse Spannungen abgebaut werden,»die aufgrund ihrer hohen Intensität jeden Bewusstseinsvorsatz zerstören, bevor er wirksam werden kann.«[209] Das Autogene Training ist zwar eine »Entspannungstechnik«, geht aber in ihrer Wirkungsweise weit über eine bloße Entspannung hinaus.

Die Herbeiführung eines Entspannungszustandes reicht oftmals aus, um dem Bewusstsein (»Ich«) Zugriff auf die emotionalen und nervlichen Bereiche zu ermöglichen, damit dann positiv auf diese Felder eingewirkt werden kann.

Voraussetzung für eine seelische Entspannung ist zunächst die körperliche Entspannung, da diese in biologischer Wechselwirkung zum seelischen Befinden steht.[210]

 Das Autogene Training entwickelt beim Anwender die Fähigkeit, wohltuende körperliche Empfindungen wahrzunehmen, ein heute häufig verlorengegangenes Merkmal des modernen Menschen.

Durch die Suggestion (Beeinflussung) positiver Empfindungen und Formulierungen (»Ich bin ganz ruhig; beide Arme sind strömend warm« u. a.) sowie mit Hilfe

---

[208] Zittlau, D. (1994). Mehrleistung durch richtige Entspannung. In: Sport & Fitness, S. 145 ff.
[209] Zittlau, a. a. O., S. 145 ff.
[210] Ebd.

»formelhafter Vorsatzbildungen« bekommt der Betroffene die Möglichkeit, negativ getönte Körpersignale abzubauen und die »Ganzheit Mensch« wiederherzustellen.

Dadurch, dass der Anwender in der Lage ist, willentlich sein vegetatives Nervensystem zu beeinflussen, kann er natürlich mittels Körperspürung auf organische Zustandsänderungen eingehen und sie adäquat steuern.

Autogenes Training muss, da es eine Entspannungstechnik ist, systematisch erlernt werden. Seine volle Wirkungsentfaltung zeigt sich nur bei regelmäßiger Anwendung und führt dann zu:

- vertiefter Erholung
- Selbstruhigstellung
- Selbstregulierung sonst unwillkürlicher Körperfunktionen (z. B. Blutkreislauf)
- Leistungssteigerung (körperlich und geistig)
- verringerte Schmerzwahrnehmung (Zerfall des Schmerzerlebnisses)
- Selbstbestimmung
- Selbstkritik und Selbstkontrolle durch »Innenschau« in der Versenkung.[211]

J. H. Schultz, der Begründer des Autogenen Trainings, formulierte dazu: »Die konzentrierte Selbstentspannung des autogenen Trainings hat also den Sinn, mit genau vorgeschriebenen Übungen sich immer mehr innerlich zu lösen und zu versuchen, eine von innen kommende Umschaltung des gesamten Organismus zu erreichen, die es erlaubt, Gesundes zu stärken, Ungesundes zu mindern oder abzustellen. Wie der Mensch, der lesen gelernt hat, nun lebenslänglich lesen ›muss‹, wenn er Schriftzeichen sieht, ›muss‹ dem autogen Trainierten eine entspannt gelassene Haltung zur zweiten Natur werden.«[212]

Somit stellt auch das Autogene Training eine wirksame »Waffe« gegen die Entwicklung und Folgen des Burnout-Syndroms dar und bewirkt gleichzeitig eine feste, gesunde und somit belastbarere Persönlichkeitsstruktur.

---

[211] Brenner, H. (1992). Autogenes Training. Humboldt-Verlag, München, S. 9 ff.
Schultz, J. H.: Übungsheft für das Autogene Training. Trias Verlag, Stuttgart, S. 11 ff.
[212] Brenner, a. a. O., S. 35

8.2 Organisationsorientierte Interventionen [213]

Enzmann & Kleiber (1989) schreiben institutionsbezogenen Burnout Gegenstrategien eine besondere Bedeutung zu, da schon kleine organisatorische und/oder strukturelle Modifikationen durchaus entlastende Funktionen auf die Physis wie Psyche der Mitarbeiter haben:

Aufbau humanerer Arbeitsumstände und -bedingungen
Dazu zählt ein realistisches Betreuungsverhältnis. Helferinnen und Helfer können nur dann in der Interaktion qualitativ gute Arbeit leisten, wenn die Anzahl der zu Betreuenden noch übersichtlich ist. Mit zunehmender Zahl der Klientenkontakte wächst auch die kognitive, sensorische und emotionale Belastung des Helfers.

Die Vielfalt an Arbeit und Flexibilität macht das berufliche Helfen bunt und abwechslungsreich. Routine und eine als nicht sinnvoll empfundene Arbeit stumpft ab und entfremdet.

Eine Begrenzung belastender Arbeiten und Tätigkeiten steht im direkten Zusammenhang zum Überdruss. – Je weniger Belastung, desto weniger Überdruss. Eine angenehme, auf die persönlichen Bedürfnisse und Vorlieben der Mitarbeiter zugeschnittene Arbeitsatmosphäre (soweit dies möglich ist), trägt wesentlich zur Zufriedenheit und zur Leistungsbereitschaft bei, zumal der Prozess des Helfens dadurch unterstützt wird.

Da die Qualität der Arbeitsbedingungen auch vom Ausmaß bürokratischer Einmischung mitbestimmt wird, empfiehlt sich eine gesunde »Abrüstung« administrativer Auflagen (Schreibarbeit, Überformalisierungen und andere bürokratische Behinderungen und Hürden), damit Helferarbeit effektiver wird.

Ein Abbau umgebungsbedingter Belastungen (Lärm, grelle Beleuchtung u. a.) kann durch eine wohldurchdachte Architektur und eine angenehme Innengestaltung der Räume wesentlich zur Entspannung der Helfertätigkeit beitragen.

Die Schaffung von zeitweiligen Rückzugsmöglichkeiten bietet Helferinnen und Helfern Raum für eine Unterbrechung stresshafter Situationen. Die »Zeit zum

---

[213] Pines, Aronson & Kafry,, a a. O. S. 127 ff.
Bermejo & Muthny, a.a.O., S. 40

Ausspannen« in einer freundlichen Umgebung fördert die Fähigkeit des »In sich-Zurückziehens«, das Sammeln neuer Kräfte und Energien. Dazu zählt auch die Begrenzung der Arbeitszeit für stresshafte Auswirkungen durch den Arbeitgeber, z. B. durch Rotation, Stellenteilung, Sonderurlaub, Schichtverkürzung und häufige Arbeitspausen.

Eine Verbesserung der Kommunikationsstrukturen vermeidet lange Entscheidungs- und Kompetenzwege. Regelmäßige Teambesprechungen entkrampfen den Helferalltag, stärken soziale Beziehungen und gestalten die Arbeit strukturierter, klarer und effektiver. Zudem ist hier Raum für ein positives Feedback gegeben. Eine vermehrte Arbeitsteilung macht die Helfertätigkeit interessanter, abwechslungsreicher und anregender.

All diese Punkte tragen dazu bei, die Arbeitsbedingungen von Helfern zu verbessern. Natürlich gehören eine adäquate Entlohnung, die Sicherung des Arbeitsplatzes, Aufstiegsmöglichkeiten sowie Anerkennung und Wertschätzung auch dazu.

Alle Organisationen sollten das menschliche Bedürfnis nach Belohnung, Anerkennung und Bedeutung unbedingt erfüllen, denn so tragen sie sehr wirkungsvoll zur Motivationssteigerung, zum psychischen Wachstum ihrer Mitarbeiter bei und entwickeln auf diese Weise einen Puffer gegen das Burnout-Syndrom.

8.2.1 Supervision[214]

Nach Fengler (1992) ist Supervision »die Sammelbezeichnung für eine größere Zahl psychosozialer Interventionen, die mit Beratung im Arbeitsfeld, beruflicher Begleitung, Praxisanleitung usw. zu tun haben.«

Supervision wird zwischen Supervisor, Supervisand oder Supervisandengruppe gestaltet und hat die Aufgabe, die Personen zu entlasten, die eine »Klärung ihrer beruflichen Identität sowie Bewahrung und Steigerung ihrer beruflichen Handlungskompetenz anstreben.«

---

214 Fengler, J. (1994). Handbuch der Heilpädagogischen Psychologie. Kohlhammer Verlag, Stuttgart, S. 207 ff.

Im Rahmen dieser psychosozialen Beratung werden alle Fragen bearbeitet, die auf innerseelische, interaktionelle, gruppale und institutionelle Prozesse und Bedingungen zurückzuführen sind. Ziel soll die Korrektur von Entwicklungs- und Handlungsabläufen der Supervisanden sein, sofern dies für ein positives Erleben der Arbeits- und Lebenssituation erforderlich ist.

Untersuchungsobjekt ist hauptsächlich die berufliche Arbeit der Supervisanden, wobei besonderes Augenmerk auf die Art und Weise des Umgang mit den verschiedenen Zielgruppen (Institutionen, Klienten, Kollegen u. a.) durch den Supervisanden gelegt wird. Ebenso werden berufliche Zielsetzungen thematisiert und aufgearbeitet. Dies alles geschieht unter Berücksichtigung des gesamten Lebenskontextes der Betroffenen, wobei natürlich auch die Beziehung zwischen Supervisor und Supervisand ständig geprüft und gegebenenfalls bei Störungen überarbeitet wird.

Um diese Arbeit erfolgreich zu leisten, sind nach Carifio et al. (1988) besondere Merkmale und Fähigkeiten, wie »Empathie, Respekt, Echtheit, Konkretheit und Transparenz ...«, erforderlich. All das muss gestützt werden durch umfassende Kenntnisse in den Bereichen der Lehrmethoden, Therapien und Techniken der Informationssammlung. So verfügt der Supervisor über genügend Werkzeuge, Festgefahrenheit, Erstarrungen in der beruflichen Tätigkeit, Verlust der Identität und somit auch Erfolglosigkeit in der Arbeit aufzuspüren, zu ändern und zu einer positiven sachdienlichen Arbeit zurückzukehren.

Mit den verschiedensten Supervisionsmethoden (Einzel-, Gruppen-, Team-, Peersupervision, themenzentrierte Interaktionen (TZI) u. a.) können widersprüchliche Wünsche und Anforderungen geklärt, Störungen beseitigt und die Krise der beruflichen Identität der Betroffenen begleitet und überwunden werden.

Wünschenswerte Merkmale und Verhaltensweisen eines Supervisors
* wahrgenommene Kompetenz
* Glaubwürdigkeit und Vertrauenswürdigkeit
* Förderung der persönlichen Entwicklung gegenüber der bloßen Einübung von Geschicklichkeit und Interventionstechnik
* tiefenpsychologische gegenüber verhaltensbezogener Orientierung
* unterstützende Haltung
* mitgeteilte Erwartungen
* klares Feedback (Allen et al., 1986)
* Wärme und Aktivität (Balsam et al., 1970).[215]

---

[215] Fengler, a.a.O., S. 214

8.2.2 Settingorientierte Intervention – Soziale Unterstützungssysteme

Bei der Bewältigung von belastenden Lebenssituationen spielen soziale Unterstützungssysteme eine wesentliche Rolle, da sie entscheidenden Einfluss auf das subjektive Befinden und die Lebensqualität haben.

Unter sozialer Unterstützung versteht man, »... dass der Mensch eine Botschaft empfängt, die ihm das Gefühl verleiht, dass er beachtet und geliebt, geschätzt und für einen wertvollen Menschen gehalten wird und dass er an einem Netzwerk von Kommunikation und gegenseitiger Verpflichtung teil hat.«[216]

Das Spektrum der Unterstützung durch soziale Systeme lässt sich allgemein in vier Formen gliedern:

1. Emotional[217]

Hierzu zählt das Erleben positiver Gefühle, wie Vertrauen, Zuneigung und Empathie. Die Erfahrung zu machen, dass andere Menschen für einen Partei ergreifen, Engagement zeigen, macht dem Betroffenen deutlich, dass er von anderen akzeptiert wird.

Aktives Zuhören und Interesse vermittelt zu bekommen, trägt wesentlich zur Stabilisierung der eigenen Persönlichkeit bei.

2. Informativ[218]

Im Laufe des Lebens und des beruflichen Alltags erleben Helferinnen und Helfer häufig Probleme verschiedenster Genese. Wie entlastend ein Gespräch über Probleme, in dem problemlösungs- und handlungsrelevante Informationen ausgetauscht werden, kann jeder nachvollziehen, der sich in einer kritischen Situation befand. Rückhalt und Ermutigung zu bekommen, auch die Möglichkeiten, Rückmeldung über sein eigenes Erleben und Verhalten zu erfahren, tragen deutlich zur Orientierung eines Menschen bei.

---

[216] Pines, Aronson & Kafry, a.a.O., S.144ff.
[217] Fengler, a.a.O., S. 202
  Bermejo & Muthny, a.a.O., S. 41
[218] Fengler, a.a.O., S. 202
  Bermejo & Muthny, a.a.O., S. 41

3. Instrumentell[219]

Darunter fallen alle praktischen Hilfen, wie der Beistand oder die Begleitung sowie Ausführung von schwierigen Tätigkeiten, die allein nicht oder nur ungenügend bewältigt werden würden. Sicherlich zählt das Ausleihen von Geld oder Gegenständen auch dazu und befreit von Aufgaben, Verpflichtungen und Belastungen, die sich destruktiv auf das Erleben und Verhalten auswirken.

4. Evaluativ[220]

Das Gefühl, in ein Netzwerk sozialer Interaktionen eingebettet zu sein, soziale Integration zu erleben und gleichzeitig Vertrauen in relevante Beziehungen zu haben, die verfügbar und sicher sind, Feedback, Anerkennung und Wertschätzung mitteilen, führt zu einer Harmonisierung der Psychophysis und vermittelt eine Übereinstimmung von Lebensvorstellungen und Werten.

Beispiele sozialer Unterstützungssysteme:

- Personen und Gruppen: Partner, Verwandte, Eltern und Kinder, Freunde und Bekannte, Nachbarn, Arbeitskollegen, Firma, Haushaltshilfe, Autoreparaturwerkstatt, Vorgesetzte und Mitarbeiter, der Kaufmann an der Ecke, Friseur, Masseur, Schneiderin, Vereine, Parteien, Verstorbene (vgl. dazu Nestmann, 1988)
- Tiere, vor allem Haustiere
- Tätigkeiten: Die Tatsache des Arbeitenkönnens und die Gelegenheit dazu, der bestimmte Weg zur Arbeit, wiederkehrende Handlungsabläufe zu bestimmten Zeiten des Tages, z. B. Zeitunglesen, Musikhören, Kochen, Bekannte anrufen, Fernsehen, Autofahren, Hobbys
- Ideen: Gott, Welt, Ordnung, Freiheit, Kosmos, Gerechtigkeit
- Orte: Gemütliche Leseecke, Stammkneipe, Wald
- Gegenstände: Pflanzen, Briefmarkensammlung, alte Briefe, Fotoalben.[221]

Im Miteinander und im Teilen der sozialen Realität liegt die Chance zu einer angstfreien Lebens- und Berufsgestaltung. Frustrationen und emotionale Belastungen werden in einem Netz von Nähe, Zuneigung und Vertrauen sowie kompetenter Hilfen aufgefangen. Die positiven zwischenmenschlichen Bindungen sowohl im beruflichen als auch im privaten, täglichen Erleben tragen den Menschen und fördern

---

[219] Fengler, a.a.O., S. 202
   Bermejo & Muthny, a.a.O., S. 41
[220] Fengler, a.a.O., S. 202
   Bermejo & Muthny, a.a.O., S. 41
[221] Pines, Aronson & Kafry, a.a.O., S.144ff.

das emotionale Gleichgewicht, ermöglichen eine Lebensführung, in der der einzelne Bedeutung hat, Schutz und Hilfe, gerade in kritischen Lebensphasen, erfährt.[222] Auch hier macht das ein Sprichwort auf einfache, aber klare Art und Weise deutlich: »Geteiltes Leid ist halbes Leid, und geteilte Freude ist doppelte Freude.«

Zusammenfassend übernehmen soziale Unterstützungssysteme folgende Funktionen:

- Befriedigung grundlegender sozialer Bedürfnisse
- Schutz vor Belastungen
- Verarbeitung von Belastungen
- Adäquater Umgang mit Belastungen
- Mehr und intensivere positive Erfahrungen
- Direkte Einwirkung auf physiologische Vorgänge
- Einfluss auf gesundheitsrelevantes Verhalten[223]

Interventionen (x = empfohlen, y = kontraindiziert)	Carrol (1979)	Cherniss (1980)	Dalcy (1979)	Edelwich & Brodsky (1984)	Emener (1979)	Freudenberger (1980)	Greenberg & Valletutti (1980)	Kafry & Pines (1980)	Kalun (1978)	McQuade & Alkmann (1980)	Marshall & Kasmann (1980)	Maslach (1978)	Moe (1979)	Munro (1980)	Pines & Aronson (1981)
Verbesserung der Arbeitsbedingungen	x	x	x			x	x		x		x			x	x
soziale Unterstützung in der Arbeit	x	x	x			x	x	x	x		x	x		x	x
On-the-Job Training	x	x	x	x		x			x		x				x
Selbsterfahrung	x		x	x	x	x	x			x					x
Körpertraining						x	x	x		x	x		x	x	
realistische Ziele setzen		x		x	x	x							x	x	x
Urlaub	x		x			x					x			x	
Hobbys			x	x		x	x				x			x	
Weiterbildung	x					x				x	x	x			x
Arbeitspausen	x		x									x		x	x
soziale Unterstützung in der Familie					x			x	x		x				x
Workshops/Seminare	x						x							x	x
»Dampf ablassen«/system. Ablenkung										x	x				
Stellenwechsel	x				x										
Lohnerhöhung	x													x	
es leicht nehmen (Humor)					x										x
Meditation/Yoga	x		y		x				x						

Abb. 12: Interventionen bei Burnout.[224]

---

222 Fengler, a. a. O., S. 202
223 Ebd.
224 Vgl. Bermejo & Muthny

9 Entwicklungsorientierte Intervention – was Sie tun können

9.1 Mental-Training – eine Einführung

Achte auf Deine Gedanken,
denn sie werden Worte.

Achte auf Deine Worte,
denn sie werden Handlungen.

Achte auf Deine Handlungen,
denn sie werden Gewohnheiten.

Achte auf Deine Gewohnheiten,
denn sie werden Dein Charakter.

Achte auf Deinen Charakter,
denn er wird Dein Schicksal.
               (Aus dem Talmud)

Alles im Leben beginnt mit einem Gedanken. Jenem seltsamen Konstrukt aus dem Inneren unseres Seins, der kaum zu fassen ist, einfach entsteht oder das Produkt von intensiven, auch analysierenden Prozessen in unserem Kopf ist.

Doch jeder kennt die Macht der Gedanken, die das Kleid der Freude oder der Sorge tragen können und uns in die höchsten Höhen oder in die tiefsten Abgründe werfen, wenn sie halt- und zügellos die Macht an sich reißen, mit uns durchbrennen oder uns sanft dahin dösen lassen.

Sie sind immer da, auch dann wenn wir sie nicht richtig wahrnehmen, aus dem Unterbewussten heraus agieren und nachhaltig unser Verhalten, unsere Entscheidungen, ja unser Leben bestimmen.

Alles was wir also schaffen, haben, besitzen oder noch erschaffen, was wir waren bzw. sind, sind zunächst einmal Gedanken. Jede Ideologie, Idee, Erfindung, der Toaster, das Auto, der Kugelschreiber, jede Tat, die Hilfe für einen anderen, die liebende Umarmung, aber auch jegliches Töten, jede Wahrnehmung, jedes Verhalten, alles war zunächst einmal ein Gedanke.

Daraus wird deutlich, wie mächtig Gedanken sind, wie viel Kraft in ihnen liegt. Kraft, die sowohl positiv als auch negativ wirksam ist – und beeinflusst werden kann. Gedanken können befreien, aber auch einschränken.

Sogenannte Codes, Skripten, oder einfach Glaubenssätze sind persönliche, meist negative Grundsätze oder Kurzformeln, nach denen wir denken, fühlen und handeln. (»Das kannst Du nicht! Das darfst Du nicht! Das gelingt mir nie! Das schaffe ich doch nicht!...«) Sie erscheinen bewusst oder unbewusst und führen Regie, oft gegen unsere Wünsche, Absichten und Interessen, die unsere Lebensdrehbücher maßgeblich beeinflussen und unseren Blick auf die Dinge, die Welt prägen.

Der Journalist Klaus E. Jopp schreibt in seinem Buch »Positiv denken – zufrieden leben« (1999): »Das »Ich« ist eine Baustelle« und meint damit, dass die Persönlichkeit eines Menschen nie wirklich vollendet ist, sondern als »das Haus Mensch« immer wieder umgestaltet, neu bebaut, renoviert, verbessert, neu möbliert, entwickelt werden kann.[225]

Codes und Skripte können also umgeschrieben werden, die Texte, die das Individuum auf seiner Lebensbühne spricht, neu gelernt, das Stück, das gespielt wird, verändert werden.

Dazu bedarf es einer, um im Bild zu bleiben, Regieanweisung (Bauplan), die dem Menschen eine Anleitung, einen Entwurf zur Entwicklung anbietet, Lösungskonzepte entwickeln lässt. Eine solche Anweisung ist das Mental-Training!

9.1.1 Definition und Techniken

Mental-Training heißt, den eigenen Geist, die eigene Psyche so zu trainieren, dass die Handlungskompetenz und die Handlungsfähigkeit allgemein sowie aufgabenbezogen erhöht, verbessert, erweitert und stabilisiert wird.

Mental-Training ist demnach auf Entwicklung ausgerichtet und fragt in zweiter Linie erst danach, welche Defizite auszugleichen sind.

---

[225] Bierach, a.a.O., S. 41f.

Mentales Training bedient sich Denk- und Vorstellungsprozesse sowie Handlungsstrategien, die in Form von bildhaften Szenen, Gedanken und kreativen Techniken entwickelt und umgesetzt werden.

Beispiele dafür wären

* Selbstmanagement
* Selbstwahrnehmung
* Mit sich selbst sprechen
* Selbstmotivation
* Selbstsuggestion
* Training durch Beobachten
* Training durch Visualisierung – Vorstellung
* Wahrnehmungs- und Konzentrationstraining
* Entspannungstraining (s. Kapitel »Autogenes Training«)
* Training durch Kommunikation und Probehandeln

Entscheidend ist natürlich, die passenden mentalen Strategien individuell zu ermitteln und dann in Alltag und Berufsleben ein- und umzusetzen.

9.1.2 Grundlage für Mentales Training

»Carpenter«-Effekt
Dieser Effekt spielt beim Mentalen Training eine bedeutende Rolle. Durch die intensive Vorstellung, durch das Konstruieren von Bildern also, kommt es zu einer zentralen Erregung des motorischen Rindenfeldes des Gehirns und dadurch zu Mikrokontraktionen der Muskulatur.

Der englische Arzt W. B. Carpenter ging der Frage nach, warum es Menschen in den Beinen »juckt«, wenn sie Tanzmusik hören und gern tanzen möchten.

Hochsensible Messgeräte zeigten bei den Untersuchungen folgendes Phänomen: »Selbst wenn die Versuchspersonen ihre Beine still hielten, führten die Fibrillen (feinste Muskelfasern) rhythmische Zuckungen durch.«[226]

---

[226] vgl. Bechter 2005

Das bedeutet, dass jedes gedanklich konstruierte Bild seinen Spiegel im Körper findet und es in Reaktionen umsetzt. Dieses Phänomen trat auch dann auf, wenn die Versuchspersonen (selbst wenn sie unmusikalisch waren oder gar nicht tanzen konnten) sich die Musik nur mental vorstellten und auch nur gedanklich zur Musik tanzten.

9.2 Mentaltechnik »Visualisieren«

Die Technik des »Visualisierens« besteht im Wesentlichen darin »sich ein Bild zu machen«, beispielsweise von einem (bevorstehenden) Ereignis. Im Sport ist dieser Prozess mittlerweile eine Selbstverständlichkeit und ein wichtiges Instrument zur Leistungssteigerung.

Jeder Leser wird sicherlich schon einmal Sportler beobachtet haben, die abseits des Wettkampfplatzes mit geschlossenen Augen dastehen und vor ihrem geistigen Auge den bevorstehenden Wettkampf durchgehen, was in Form von Bewegung des Körpers, der Gliedmaßen deutlich wird. Oder sie produzieren das Bild ihres Sieges, indem sie sich schon bei der Siegerehrung auf dem ersten Platz stehen sehen.[227]

Ein weiteres Beispiel dazu zeigt die gesamte Macht der Vorstellung, des Visualisierens. Frauen, die gerne gebären würden, aber es aus verschiedensten Gründen nicht können, zeigen manchmal ein seltsames, medizinisch beobachtbares Phänomen, eine Scheinschwangerschaft. Sie stellen sich vor, sie seien schwanger, die Menstruation bleibt aus und obwohl der Arzt keine Schwangerschaft bestätigt, wächst und spannt die Brust, der Bauch wölbt sich, die Frau erbricht morgens und trägt »ihr Kind« neun Monate aus. Erst wenn diese Frauen durch den Einfluss des Pressens ihre Blutungen bekamen, glaubten sie, dass sie nie schwanger waren.[228]

Wissenschaftliche Untersuchungen zeigen, dass Hypnotiseure innerhalb von wenigen Minuten verspätete Menstruationsblutungen auslösen können und das allein durch die Suggestion der Versuchspersonen, die Regelblutungen augenblicklich zu bekommen.[229] Ja, selbst hormonelle Reaktionen und Veränderungen, übrigens auch im Immunsystem, sind in diesem Zusammenhang untersucht und dokumentiert worden.

---

[227] Bierach, a.a.O., S. 24ff.
[228] Ebd., S. 25
[229] vgl. Bechter 2005

Tests

Test 1:
Erzählen Sie jemand anderem eine Geschichte über Läuse und Flöhe. Sie werden sich wundern, wie schnell sich Ihr Gesprächspartner anfängt zu kratzen.

Test 2:
Visualisieren Sie sich einmal Ihr Lieblingsgericht. Schnell werden Sie mit Speichelfluss und Appetit reagieren.

Man stelle sich nun einmal vor (visualisieren), welche Macht die richtigen (oder eben die falschen) Gedanken über den Menschen haben. Richtig angewendet ist eine Kontaktaufnahme und Um- bzw. Neuprogrammierung des Unterbewussten mit der Sprache des Visualisierens (Bildersehen) also durchaus möglich, denn das Unbewusste spricht eben nur die Sprache der Bilder (Träume).

Sie wahrzunehmen, zu erkennen, diese zu analysieren und in die Lebenssituation zu integrieren und dann eventuell notwendige Veränderungsprozesse vorzunehmen, liegt in der Kunst, dem Willen und der Motivation des Betroffenen.

9.2.1 Wie wirkt Mental-Training?

Wie der Name schon sagt, handelt es sich bei dieser Technik um ein Training, d. h. nur »durch ein individuelles, regelmäßiges und zeitlich begrenztes Coaching wird das Ziel erreicht und die nachhaltige Wirkung gesichert«.[230]

Doch zunächst einmal ein kurzer theoretischer Ausflug in die Gehirnforschung: Unser Gehirn (Haus) hat drei Stockwerke und besteht aus zwei Hirnhemisphären. Das Fundament bildet dabei das Stammhirn (Reptiliengehirn) und Teile des Zwischenhirns. Dieser Teil des Gehirns ist stammesgeschichtlich der älteste und ist für die autonom ablaufenden Prozesse im Körper (Atmung, Herzschlag) und seiner Steuerung (Bewegung, Reflexe) verantwortlich.[231]

---

[230] Ebd.
[231] Ebd.

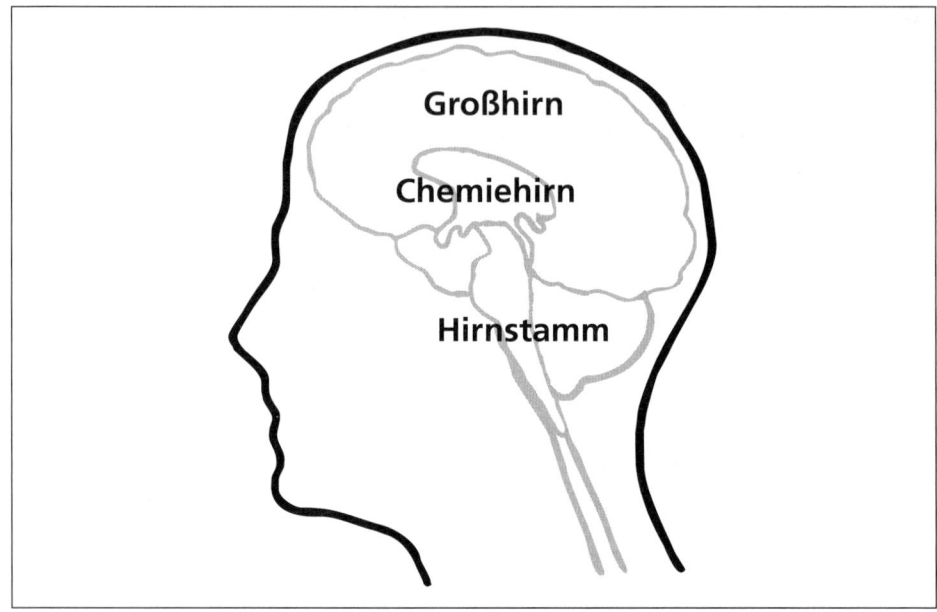

Abb. 13: Das dreiteilige Hirn (www.hbechter.at/Mentaltraining).

Das Erdgeschoss wird vom Zwischenhirn (Limbisches System) oder auch Che-miegehirn gebildet. In diesem Bereich sind Gefühle, Antriebe und Verhaltens-programme zu Hause. Hier entsteht in Rückkopplung mit dem Großhirn (obere Stockwerke) aufgrund von sensorischen Wahrnehmungen die entsprechende Hirnchemie, die über die Hypophyse durch einen Hormoncocktail auch die Kör-perchemie steuert. Dadurch kommt es zu Auswirkungen auf die Gesundheit, die Leistungsfähigkeit und das Wohlbefinden insgesamt.[232]

Das Großhirn (Neocortex) oder Denkhirn bildet die oberen Stockwerke. Hier voll-zieht sich Denken, Sprechen Analysieren und Bewerten. Alle Denkprozesse, jede Wahrnehmung und jedes Gefühl wird automatisch bewertet und in die Katego-rien: positiv – neutral – negativ, eingeteilt.

Bemerkenswert in diesem Zusammenhang ist die Geschwindigkeit der Bewertun-gen, die blitzschnell innerhalb einer 3/1000 Sekunde im Unterbewusstsein ablau-fen, also schneller als jeder Denkprozess der Großhirnrinde ist.

---

[232] Ebd.

Das Chemiehirn (Erdgeschoss) reagiert unmittelbar mit einem entsprechenden Hormoncocktail auf die Gedanken und löst über das Stammhirn (Fundament) vielfältige Reaktionen aus.[233] Werden im Groß- oder Denkhirn Wahrnehmungen, Überzeugungen oder unsere Leistung positiv bewertet, reagiert das Chemiehirn mit einem entsprechenden Hormoncocktail (Endorphine, Serotonin). Über den Hirnstamm läuft dann dieser Befehl an die entsprechenden Drüsen, die ihrerseits »positive Hormone« ausschütten.

Das hat natürlich Auswirkungen auf alle Körpersysteme mit unterschiedlicher Wirkungszeit von wenigen Augenblicken bis hin zu Stunden oder gar Tagen. In dieser Zeit sind wir motiviert und leistungsfähig und fühlen uns als ob wir »Bäume ausreißen« könnten (Eu-Stress). Auch Glücksgefühle haben hier ihren Ursprung. Erfolg stellt sich so ganz zwangsläufig ein, denn nichts ist erfolgreicher als der Erfolg (Kettenreaktion in positiver Richtung). Beide Hirnhemisphären arbeiten harmonisch zusammen. Die gesamte Leistungsfähigkeit kann genutzt werden.

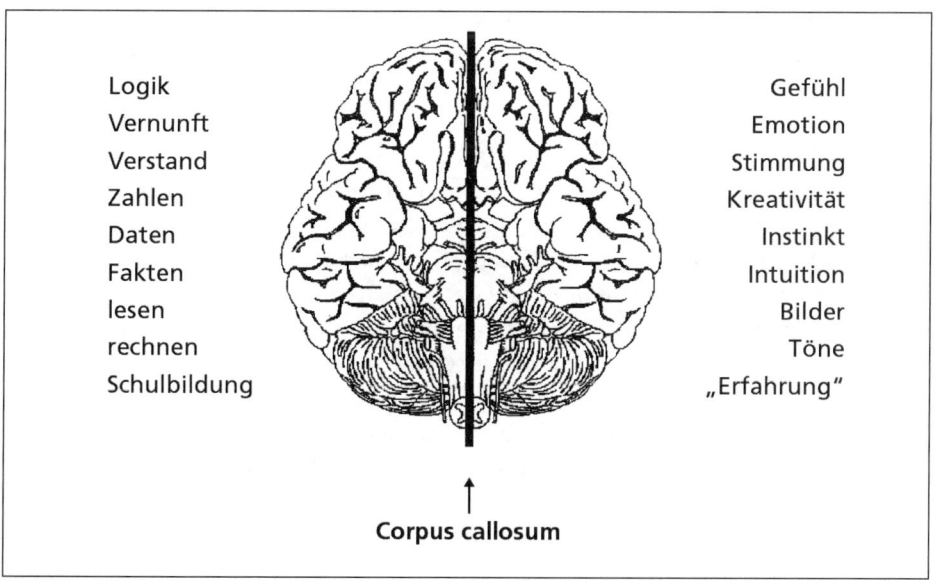

Logik	Gefühl
Vernunft	Emotion
Verstand	Stimmung
Zahlen	Kreativität
Daten	Instinkt
Fakten	Intuition
lesen	Bilder
rechnen	Töne
Schulbildung	„Erfahrung"

↑
Corpus callosum

Abb. 14: Linke und rechte Gehirnhälfte (www. hbechter.at/Mentaltraining).

---

[233] Ebd.

Kommt es aber zu einer negativen Bewertung z. B. unserer Wahrnehmungen oder Zweifel an der individuellen Leistungsfähigkeit (»Das schaffe ich nie! – Bewältigungsglaube ca. 80%) drückt sich das als Belastung oder Überforderung (Missempfindungen, Angst, Wut, Verzweiflung, Ekel). Bis hin zu körperlichen Symptomen (s. Überforderungsreaktionen) und spezifischen Krankheitsbildern (s. Stressinduzierte Krankheiten) aus.

Wird nun derselbe Prozess in Gang gesetzt – aber eben in die andere, negative Richtung, produziert das Chemiehirn»negative Hormone« und gibt Befehl an die Körperdrüsen entsprechend zu reagieren (Adrenalinausstoß der Nebennieren) mit wiederum Auswirkungen auf alle Körpersysteme.

Dabei kommt es auch zu einem Energiedefizits des Denkhirns. Das Corpus callosum, der Nervenfaserstrang, der die Verbindung zwischen linker und rechter Gehirnhälfte bildet, wird blockiert, Denkprozesse laufen nicht mehr effektiv und harmonisch ab, da eine Gehirnhälfte bevorzugt wird (Dis-Stress).

In außerordentlichen Situationen (Bewältigungsglauben bei 50% und weniger) verspürt der Organismus dies als Bedrohung mit entsprechender Reaktion. Das Gesamtsystem Mensch wird auf Kampf oder Flucht mobilisiert, Denkprozesse weitestgehend ausgeschaltet.

Untersuchungen zeigen, dass Menschen unterschiedliche Hirnhälftendominanzen zeigen. Wir unterscheiden dabei den »Linkshirn-Typ«, der hauptsächlich sachlich orientiert ist, analytisch arbeitet, aber Defizite in Kreativität, Gefühl und Überblick zeigt. Der »Rechtshirndominante« zeigt sich sehr kreativ, ist gefühlvoll und lässt sich gern von seiner Intuition leiten. Häufig sind diese Menschen künstlerisch veranlagt, zeigen aber Mängel im analytischen Denken.

Beide Hemisphären lassen sich autonom trainieren. Wichtig ist aber eine Integration der beiden Hirnhälften, denn nur eine optimale Zusammenarbeit sorgt für die Möglichkeit, das gesamte Potenzial zu aktivieren (Harmonisierung der Hemisphären). Störungen in den Prozessen entstehen, wie schon ausgeführt, auch durch Stress.[234]

---

[234] Ebd.

Tabelle 1: Linke und Rechte Gehirnhemisphäre.

Linke Gehirnhälfte	Rechte Gehirnhälfte
kontrolliert die rechte Seite des Körpers	kontrolliert die linke Seite des Körpers
nimmt Details wahr	hat den Überblick
verarbeitet jeweils eine Information	denkt in Bildern – visualisiert – spielt
verarbeitet Information in logischer Reihenfolge	setzt die Dinge zusammen
kontrolliert die mündliche Darstellung, Grammatik und Wortstellung	beschäftigt sich mit Ganzheiten und nicht mit Details, regelt Körpersprache
steuert verbale und mathematische Informationen	Bewegungen und physische Aktivität (Sport u. Tanz), regelt künstlerisches Leistungen und Erlebnisse, Zeichnen und Malen
Spezielles Gedächtniszentrum für Wörter u. Zahlen; analysiert, beurteilt und kritisiert	spezielles Zentrum für Intuition, Spontaneität und Gefühle
Die wichtigere Gehirnhälfte für Analytiker und Mathematiker	Die wichtigere Gehirnhälfte für Maler, Designer, Musiker und andere Künstler

Profil: Limbisches System
- Teil des Subcortex/Zwischenhirns
- Anatomisch nicht abgrenzbar, aber funktionale Einheit = Gefühlsgehirn
- Regulationszentrum für Gefühle, Antriebe, Gedächtnis, Lernen
- Speicherort für Verhaltensprogramme subjektiver Notfälle (Angriff, Flucht)
- Verbindungsstelle zwischen der höchsten Regulationsebene im Cortex mit Kernbereichen im Subcortex und im Hypothalamus, dem vegetativen Steuerzentrum im Zwischenhirn
- Thalamus: Schaltstation für aufsteigende Nervenbahnen, Wahrnehmung, Empfindung
- Hypothalamus: Wasserhaushalt, Körperwärme, Kreislauf, Nahrungsaufnahme, Steuerzentrale für das vegetative Nervensystem
- Hypophyse: Chef – Hormondrüse

9.2.2 Der Prozess des Visualisierens

Visualisieren, sich also ein Bild machen, es »sich ausmalen, wie es ist, wenn ...« gelingt am besten in einem entspannten Bewusstseinszustand. Dieser Zustand

143

wird hypnoid oder auch Trance genannt. Hierbei handelt es sich um eine abgesenkte Bewusstseinslage, ähnlich der, die kurz vor dem Einschlafen erlebt wird. In dieser abgesenkten Bewusstseinslage dominiert die Vorstellung (das Bild) und nicht mehr der kritische Verstand.

Untersuchungen ergaben, dass das Gehirn seine Aktivitäten nun besonders steigert und wesentlich stärker aufnahmebereit für jegliche Art von Informationen ist. Erreichen Menschen diese, von der Wissenschaft als »Alpha-Zustand« bezeichnete Phase, so gelingt es hier am besten »Gedanken, Zustände, Emotionen und Reaktionen in sich hervor zu rufen, die sie bei zukünftigen Ereignissen gern real denken, fühlen, empfinden oder zeigen würden.«[235]

Die Kurve zeigt den typischen Schlaf-Verlauf (schraffierte Flächen: REM-Phasen, in denen Träume auftreten; Dauer in Minuten), nach W. Dement und E. Wolpert, In: Psychologie. Das Fischer Lexikon, Frankfurt am Main 1957. In der autogenen und fremdhypnotischen Vertiefung spielt das bildhafte Erleben eine erfolgsentscheidende Rolle (REM-Bild).

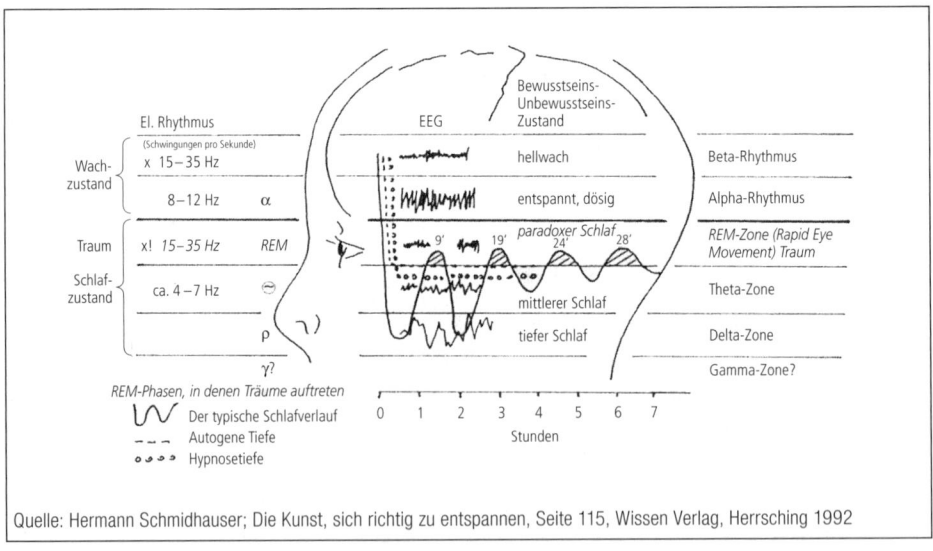

Quelle: Hermann Schmidhauser; Die Kunst, sich richtig zu entspannen, Seite 115, Wissen Verlag, Herrsching 1992

Abb. 15: Wachzustand, Schlaf, Traum (vereinfacht dargestellt; nach Beyer, G.: Schnell und erfolg-Reich lernen, Humboldt 1985, modifiziert).

---

[235] vgl. Besser-Siegmund 1998

Je besser die Vertiefung (vgl. oben die Linien —— und ••••, desto höher ist das organ-euphorische Erlebnis. Das menschliche Gehirn gibt noch eine Vielzahl von Fragen auf und ist noch lange nicht komplett erforscht, daher sind obige Angaben auch ohne Garantie und ohne Gewähr.

Dieser Bewusstseinszustand ist nicht ungewöhnlich und wird vielfach in Form von Tagträumen oder auch »Flow-Erlebnissen« wahrgenommen. Jeder kennt das Gefühl des »Weggetretenseins«, wenn man im Zug sitzt und während der Fahrt aus dem Fenster sieht, oder beim Spazierengehen »vor sich hindöst«. Kinder erleben diesen Zustand noch oft völlig unverfälscht beim Spielen oder verliebte Paare, wenn sie alles um sich herum vergessen.

In diese Trance kann man sich aber auch führen lassen (Hypnose, autogenes Training) oder sich selbst hinein begeben (Selbsthypnose). Auf diese Weise können wir uns entweder auf eine bunte Gedankenreise (Phantasiereise) oder auf eine konzentrierte, planvolle, auf ein beabsichtigtes Ziel hin orientierte Imaginationsreise begeben.

Diese inneren Bilder werden so zu Hilfe für die eigene Vorstellungskraft »im Geist eine Idee oder mentale Abbildung zu formen«.[236] Hierbei wird mit Hilfe des regelmäßigen konzentrierten Vorstellens trainiert ein Bild von dem zu erschaffen, was geschehen soll bzw. was man sich im Beruf und Leben wünscht. Die Technik des Visualisierens kann also für jeden Lebensbereich angewendet werden und sorgt so für fortwährende Zufuhr positiver Energie.[237]

Wie merken Sie, wann Sie in Trance sind, bzw. wenn Sie andere in diesen Zustand führen? Cora Besser-Siegmund hat in ihrem Buch »Mentales Training – Das Praxisbuch« dazu eine Tabelle erstellt.

Anzeichen eines Trancezustandes:
- Die Mimik ist entspannt und symmetrisch
- Die Augen sind geschlossen oder in die Ferne gerichtet
- Die Muskulatur ist insgesamt locker
- Man verspürt das Bedürfnis zu schlucken (dieses Bedürfnis stellt sich immer dann ein, wenn der Körper von Stress- auf Ruheprogramme umschaltet

---

[236] vgl. G. Stone, in: www.klammeraffe.org
[237] Ebd.

- Man hört Magen- und Darmgeräusche (beim Umschalten auf Ruheprogramme entspannen sich auch die Verdauungsorgane, was oft »hörbare« Folgen hat)
- Der Atem ist ruhig und regelmäßig
- Die Gedanken fließen
- Man hat ein verändertes Zeitgefühl (Minuten erscheinen wie eine Ewigkeit, oder die Zeit vergeht wie im Flug)[238]

9.2.3 Praxis – Visualisieren

Zielsetzung

Was alle wirklich erfolgreiche Menschen verbindet ist eine klare Zielsetzung. Sie wissen was sie wollen und wie sie dahin kommen, wohin sie wollen. Zielsetzungen sind Ankerpunkte im Leben, die in allen Bereichen, privat, im Sport, beruflich oder zur individuellen Entwicklung sinnstiftend eingesetzt werden können, »denn wer kein Ziel hat, der steuert nicht, der wird gesteuert.« Dazu müssen folgende Kriterien erfüllt werden:

1. Das Ziel muss sich lohnen!
Sie müssen eine intensive Befriedigung spüren wenn Sie sich vorstellen das Ziel erreicht zu haben. »Je lohnender das Ziel, desto mehr liefert es Energie, desto mehr sind Sie motiviert, die Dinge anzupacken um ans Ziel zu kommen.« Das Chemiegehirn und der Körper reagieren mit einem entsprechenden Hormoncocktail.[239]

2. Das Ziel muss konkret formuliert und meßbar sein!
Also nicht »irgendwann ändere ich das schon«, sondern z. B. bis zu dem von mir festgelegten und konkreten Datum. Das Unterbewusstsein braucht dieses »sich festlegen«.[240]

3. Das Ziel muss realistisch, also greifbar sein!
Sie müssen daran glauben, dass Sie das Ziel möglichst selbst erreichen. Übrigens – wer sich kleine Ziele steckt, wird kleine Ergebnisse produzieren, wer sich große Ziele steckt, wird große Ergebnisse produzieren.[241]

---

[238] vgl. Besser-Siegmund, a. a. O., S. 149
[239] vgl. Bechter, in: www.hbechter.at/Mentaltraining
[240] Ebd.
[241] Ebd.

4. Ziele müssen konkret formuliert und schriftlich fixiert werden!
Konfrontieren Sie sich täglich mit diesem Ziel. Das löst positive Gefühle aus und erinnert Sie an Ihre Vorhaben. (Bild oder Karteikarte an den Spiegel).[242]

5. Das Ziel muss im Präsens, also in der Gegenwartsform, formuliert sein!
Also so, als ob Sie es schon erreicht hätten – z. B. »In drei Jahren bin ich selbst-ständig«, und nicht »Ich möchte selbstständig werden.«[243]

6. Das Ziel muss positiv formuliert sein!
Es dürfen keine Negationen zu finden sein – also »nicht, kein, nicht mehr etc.« darf nicht vorkommen« – z. B. »Ich packe die wichtigen Dinge sofort an« und nicht: »Ich schiebe nichts mehr auf.« Dieser Punkt ist wichtig, da das Unterbewusstsein keine Verneinungen kennt.[244]

7. Beginnen Sie Ihr Ziel Realität werden zu lassen und integrieren Sie es als festen Bestandteil in Ihr Leben!

Nun sind Sie dran!

9.2.4 Die »Visualisierung«

Dazu begeben Sie sich am besten an Ihren ganz persönlichen Wohlfühlort. Tragen Sie bequeme Kleidung und sorgen Sie dafür, dass Sie für die Dauer Ihrer Imagina-tion nicht gestört werden.

1. Machen Sie es sich nun bequem indem Sie sich hinlegen. Sorgen Sie dafür, dass Sie während Ihrer »Reise« nicht zu frieren beginnen und atmen Sie ganz ruhig und regelmäßig.

2. Betrachten Sie sich nun Ihren Wohlfühlort und schließen Sie ganz langsam die Augen.

3. Spüren Sie Ihren Körper, wie er mit einer angenehmen Schwere auf der Unter-lage liegt, wie Ihre Muskeln sich entspannen.

---

[242] Ebd.
[243] Ebd.
[244] Ebd.

4. Und während Sie da ganz locker und angenehm liegen, merken Sie, wie Sie jeder Atemzug tiefer und tiefer in Ihre eigene, geheime Welt trägt.

5. Ganz langsam steigen nun Bilder vor Ihrem inneren Auge auf, Bilder, die Sie sich selbst erschaffen, Symbole, die Ihnen eine Geschichte erzählen ...

(Es empfiehlt sich, den nachfolgenden Text auf einen Tonträger aufzunehmen, ihn eventuell mit passender Musik und Geräuschkulisse zu untermalen, um ihn dann ungestört abspielen und genießen zu können.)

Sie stehen am Steuer eines riesigen weißen Segelschiffes.

Der Wind bläst in die großen, weit aufgespannten Segel und treibt das Schiff, Ihr Schiff, sicher und sanft durch das kristallklare Wasser.

Es dämmert langsam, aber dennoch spiegeln sich die letzten warmen Sonnenstrahlen im Meer und lassen es wie ein Kristall blitzen.

Am Horizont entdecken Sie einen Leuchtturm, der seinen Lichtstrahl zu Ihnen herüber sendet.

Er zeigt Ihnen den sicheren Hafen, Ihr Ziel, Ihre Heimat, die Sie nun langsam ansteuern.

Sie halten das Steuerrad fest in Ihren Händen.

Wind kommt auf und lässt die Segel noch mächtiger anschwellen.

Sie hören das Knarren der Takelagen und das Zerren der Taue, die sich gegen den Wind wehren, nur unterbrochen von dem Kreischen der letzten Möwen, die ihr Nachtquartier erreichen wollen.

Das Meer schäumt auf und die Wellen versuchen, Sie aus Ihrem Kurs kommen zu lassen.

Frische Gischt bläst in Ihr Gesicht und versucht, Ihnen die Sicht zu nehmen.

Sie spüren die Nässe auf Ihrer Haut, die in tausend kleinen Perlen von Ihrem Gesicht tropft.

Sie strengen sich an, das Steuer fest in Ihren Händen zu halten und beobachten, wie der Kiel des Schiffes sich gleich einem Messer durch die See schneidet.

Sie halten Kurs – Ihren Kurs!

Fest und mit klarem Blick beobachten Sie den Leuchtturm mit seinem mächtigen Strahl und konzentriert folgen Sie ihm ohne Angst.

Und während das Schiff, Ihr Schiff, Sie dem Leuchtturm entgegen trägt, fühlen Sie die salzige, frische Brise des Meeres auf Ihren Lippen.

Sie spüren die unendliche Weite des Meeres und haben seinen salzigen Geruch in Ihrer Nase.

Fest, konzentriert und sicher stehen Sie an Bord Ihres Schiffes und steuern es nach Ihrem Willen dem Heimathafen, ihrem Ziel entgegen.
Sie erfüllt Freude und Sie spüren Ihre Kraft und Stärke mit der Sie Ihr Schiff durch die sich auflehnenden Wellen treiben.
Sie spüren die Macht in sich, Ihr Ziel zu erreichen.
Sie halten das Ruder fest und mit sicherer Hand führen Sie Ihr Lebensschiff.
Ausgeruht, gestärkt und voll von Energie steuern Sie Ihrem Ziel entgegen, um es neugierig und motiviert zu erobern.

Sie sind der Steuermann Ihres Lebens!

6. Nach einiger Zeit lösen Sie sich ganz langsam und ohne Angst von diesem Bild. Genießen Sie das langsame Verblassen Ihrer Imagination und fühlen Sie Ihre gewonnene Kraft, Motivation, und Energie.

Selbstverständlich ist dies nur ein Beispiel für ein Visualisieren. Sie selbst können sich »Ihr« eigenes Bild erschaffen – das kann der einsame Strand sein, ein Berggipfel den Sie erklimmen oder ein Spaziergang durch einen wunderbaren, alten Wald. Sie sollten jedoch immer beachten, dass Sie Ihre Wünsche, Ziele, oder andere persönliche Bedürfnisse in Ihre Geschichte hineinweben, damit sie in die Realität umgesetzt werden können.

Übung Vision II
Visionen zu entwickeln bedarf bestimmter Regeln, die Sie beachten sollten:

Vorstellung
Stellen Sie sich etwas vor, dass Sie bestenfalls erreichen möchten. Nutzen Sie dabei Ihre Kreativität und Phantasie und spielen Sie mit Ihren inneren Bildern.
Orientieren Sie sich dabei unbedingt an Ihren Werten!
Markieren Sie nun Ihr angenehmstes inneres Bild und verbinden Sie dieses mit einem Symbol.

Ausrichtung
Schlagen Sie dabei eine klare Richtung ein. Befreien Sie sich von allem Zweifel und folgen Sie nun unbeirrt diesem (Ihrem) Weg. Seien Sie sich sicher, dass dieser Weg sinnstiftend für Ihr ganzes Leben (Wert) ist.

Kraft

Entwickeln Sie Mut und Willen Ihren Weg unbeirrt zu gehen. Aber seien Sie realistisch! Entwickeln Sie keine Traumbilder oder Luftschlösser. Sie brauchen Ihre ganze Kraft für den Weg zum Ziel.
Verschenken Sie sie nicht und rechnen Sie mit Widerstand.

Überschreitung

Verlassen Sie Ihre inneren und äußeren Wohlfühlzonen. Betreten Sie Neuland (neue Aufgaben, anderer Freundeskreis, Umzug, neue Hobbys, Loslassen alter Glaubenssätze und Lebensmuster...) und wundern Sie sich nicht – der Prozeß des Lernens und Erfahrungen können schmerzen. – Aber Sie werden daran wachsen!

Begleitung

Halten Sie an Ihren Visionen fest. Wundern Sie sich nicht über (äußeren/inneren) Widerstand. Stellen Sie sich den »Feinden« und überwinden Sie diese.

Glaube und Überzeugung

Seien Sie vom Weg und vom Ziel durchdrungen. Orientieren Sie Ihre Visionen an Ihren Werten. Zweifeln Sie nicht. Suchen Sie die Herausforderungen und entdecken Sie neue Kraftquellen. Werden Sie ein »Jäger«!
Bedenken Sie: Nichts ist erfolgreicher als der Erfolg!
Zum Erfolg führt kein Lift – Sie müssen die Treppe benutzen – Stufe für Stufe.[245]

Vergegenwärtigen Sie sich bitte folgende Gesetze, die in der Hypnose zu finden sind:

I. »Jede bildhafte Vorstellung, die uns erfüllt, hat das Bestreben, sich zu verwirklichen.«
Wichtig ist dabei die Konzentration auf ein Ziel, denn Imaginationen können sich nur verwirklichen, wenn keine andere bildhafte Vorstellung dagegen steht.[246]

II. »Wenn der Wille und der Glaube einander feindlich gegenüber stehen, unterliegt immer und ausnahmslos der Wille.«

---

[245] Ebd.
[246] Ryborz, H. (1990). Die helfende und heilende Kraft der Symbole. Oesch Verlag, Zürich, S. 166 ff.

Bildhafte Vorstellungen führen uns durchs Leben, nicht der Wille. Viele Menschen haben sich mit ihrem ganzen Willen bemüht ein bestimmtes Ziel zu erreichen – und scheiterten. Andere erreichen ihre Ziele scheinbar mühelos weil sie eine genaue Vorstellung, ein Bild, von dem haben, was sich möchten und wissen, das gerade die Imagination den inneren Antrieb aktiviert und am Leben erhält.[247]

III. »Jede willensmäßige Anstrengung ohne bildhafte Vorstellung bleibt nicht nur erfolglos, sie bewirkt oft sogar das Gegenteil von dem, was wir erreichen wollen.« Demnach ist es nicht gleichgültig, was wir denken, denn unser Denken ist für das persönliche Schicksal von großer Bedeutung. Ziel muss eine »Gedankenkontrolle« sein. Nur so ist eine eigene Steuerung der Handlungen, des Lebens möglich.[248] Es gibt ein Wort dafür – Freiheit!

9.2.5 Mental-Training und seine Folgen

◆ Wer sich vorausschauend neue Einsichten und Handlungsmöglichkeiten erschließt, wird mehr Gewinn für die eigenen Gesundheit und Lebensgestaltung haben.
◆ Mehr Lebenszufriedenheit in privaten Lebensbereichen
◆ Weniger Stress durch »Gedankenmanöver« in stressarmen Zeiten
◆ Höhere Flexibilität und Anpassungsfähigkeit durch mentale Strategien in nahezu allen Lebensbereichen
◆ Höhere Reaktionsgeschwindigkeit mit sinnvollen und zweckdienlichen Verhaltensschemata
◆ Sicheres Auftreten in beruflicher und privater Welt
◆ Höheres Selbstbewusstsein
◆ Größere Fähigkeiten zur Durchsetzung eigener Vorstellungen, Pläne und Wünsche
◆ Unabhängigkeit
◆ Freiheit

---

[247] Tepperwein, K. (2000). Die hohe Schule der Hypnose. Weltbild Verlag, Augsburg, S. 48ff.
[248] Ebd.

Profil: Mental-Training

- Mental-Training ist eine Zusammenfassung von verschiedensten Techniken zur Erweiterung der Handlungskompetenz
- Diese Erweiterung ist sowohl allgemein als auch aufgabenbezogen möglich
- Mental-Training ist auf Entwicklung der Persönlichkeit ausgerichtet
- Die Visualisierung ist eine der verschiedensten Techniken zu Verbesserung, Erweiterung und Stabilisierung der Persönlichkeit und Handlungskompetenz
- Mit Hilfe des Visualisierens werden mentale Abbildungen konstruiert, die sich zu einem Bild formen von etwas, was verbessert, erweitert oder verändert werden soll
- Dieses bildhaft Ziel kann auf jeder Ebene/in jedem Bereich realisiert werden
- Wichtig ist ein vollkommenes, konzentriertes Eingehen auf dieses Ziel und sein Erleben
- Dies geschieht unter Einbeziehung aller Sinne (Hören, Riechen, Fühlen, Schmecken, Sehen)
- Ständiges Training festigt und vervollkommnet diese Techniken

Zusammenfassung:

Ihr Entwicklungspotenzial/Sichtweise muss folgende Ausrichtungen gewinnen:

- Aufmerksamkeit für Grenzen, Erschöpfungszeichen
- Signale des Körpers und der Psyche wieder entdecken und ernst nehmen (Bauchgefühl)
- Klare Trennung von Arbeit und Freizeit
- Grenzen sich und anderen setzen (»Nein-sagen« lernen ohne Schuldgefühle)
- Keine Leugnung von eigener Schwäche und aktive Auseinandersetzung damit (Selbstmanagement)
- Emotionale Kompetenzen entwickeln (Konfliktfähigkeit, Umgang mit Krisen, Aggressionen, ungerechten Vorwürfen)
- Sich und seinem Körper Wertschätzung entgegenbringen (ausreichend Erholung, Entspannung, Pflege, Ernährung, Sport, soziale Kontakte, Wohnraumgestaltung, Freizeitgestaltung...)
- Werte und Ziele definieren (»Was will ich wirklich? Wer/was ist wirklich wichtig?)
- Distanz und »Entschleunigung«
- Mut zu Veränderungen[249]

---

[249] Ebd.

Zu guter Letzt

Das Leben eines Menschen ist das, was seine Gedanken daraus machen
(Marc Aurel)

So wie er in seinem Herzen denkt, so ist er.
(Salomon)

Die Zukunft des Menschen liegt in ihm selbst.
(Abraham Mallew)

Wir dürfen die Dinge nicht so sehen, wie sie sind,
sondern wie sie sein sollen.

Ganz gleich, ob sie glauben, sie könnten etwas oder nicht,
sie haben in jedem Fall recht.
(Henry Ford)

Wir sind der Chef unseres Lebens und wir erteilen Aufträge
und Dienstanweisungen an unser Leben.

Das Leben ist das Produkt deiner Gedanken
(Arthur Lassen)

Schlussbetrachtung

Wie das vorliegende Buch zeigt, ist das Burnout-Syndrom auf facettenreiche, abwägbare, vorhersagbare, aber auch undurchsichtige Variablen in einem hochkomplizierten Mechanismus zurückzuführen. Burnout ereilt Helfer nicht schicksalhaft. Alltagswissen und viele wissenschaftliche Disziplinen, darunter auch die Pädagogik, bieten Hilfen in großer Zahl.

Wichtig ist allerdings, dass der Helfer das Zusammenspiel der Burnout-produzierenden Faktoren kennt und ihnen kompetent begegnet. Doch zu Beginn einer jeden Helfertätigkeit muss die Erkenntnis stehen, dass hier eine ganz besondere Form der Arbeit zum Ausdruck kommt. Im Helfen liegt die große Chance der tiefen Begegnung mit sich und seinen Mitmenschen. Die Liebe zum Menschen und zum Beruf muss, trotz aller Unwägbarkeiten, Fallen, Schwierigkeiten und Hindernisse, seien sie nun selbst produziert oder institutions- bzw. gesellschaftsabhängig, erhalten bleiben. Quelle dieses Gefühls muss eine innere Verpflichtung zum Guten sein, die ihre Kraft und Energie auch aus dem Glauben an etwas Höheres schöpft. Ständiges Hinterfragen, kritische Selbstreflexion und dauerndes Arbeiten an sich selbst muss für Helferinnen und Helfer zu einer selbstverständlichen Tugend werden. Helfen zu können, helfen zu dürfen, vermittelt auch Macht. Diese sollte nicht nur dazu verwendet werden, Einzelschicksale zu tragen, sondern darüber hinaus auch ein Werkzeug darstellen, das gesellschaftliche Veränderungen bewirken kann. In der tiefen Beziehung zwischen Helfer und Hilfesuchendem, die ja die Keimzelle menschlicher Nähe mit Inhalt füllt, liegt die große Möglichkeit, Tugenden weiterzutragen, die den Gesamtorganismus, die Gesellschaft, prägen könnten.

Doch lässt nur eine Verbindung zwischen Herz und Hand, zwischen Kenntnis und Erkenntnis Helferverhalten positiv wirksam werden.

Aber auch die soziale Umwelt des Helfers hat die Verpflichtung, sein berufliches Handeln so zu ermöglichen, wie die Umstände es fordern. Auch sie ist gefordert, an sich zu arbeiten, Entlastungsmöglichkeiten zu entwickeln, Verständnis und Entgegenkommen zu beweisen.Nur so lässt sich das Burnout-Syndrom auf sozialgesellschaftlicher Ebene enttabuisieren.

Neben der Ausbildung zum Helfer, die ja auch gesellschaftlich legitimiert und getragen werden sollte, würde ja auch die Erhöhung der gesellschaftlichen Akzeptanz der psychosozialen Arbeit dazu beitragen, dass Helferinnen und Helfer nicht ohnmächtig einer Welt gegenüberstehen, die nicht begreifen will, dass es neben Leistung und Fortschritt auch Schwäche gibt, die menschlich getragen werden will, die zum Ausdruck kommen darf.

Keiner darf dazu verdammt sein, ein Verhalten zu zeigen, das Franz Lehar in seiner Operette »Das Land des Lächelns« zum Ausdruck bringt, wenn dort Prinz Sou-Chong singt:

»Immer nur lächeln und immer vergnügt,
immer zufrieden, wie's immer sich fügt. –
Lächeln trotz Weh' und tausend Schmerzen, –
denn wie's da drin aussieht,
geht niemand was an.«

Literatur

Bechter, H. (2005). Wo kann Mental-Coaching Ihnen helfen? In: hbechter.at/Mentaltraining

Bermejo, I.; Muthny, F. A. (1994). Burnout und Bedarf an psychosozialer Fortbildung und Supervision in der Altenpflege. Lit-Verlag, Münster-Hamburg

Bergner, T. (2008). Burnout Prävention – Das 9 Stufen Programm zur Selbsthilfe. Schattauer Verlag Stuttgart

Beske, F. (1992). Das Gemeinschaftsleben in Altersheimen, in: Rückert, W.: Bevölkerungsentwicklung und Altenhilfe. KDA-Forum, Köln

Besser-Siegmund, C. (1998). Mentales Training. Das Praxisbuch, Südwest Verlag München

Bierach, A. (1989). Mentales Training für Manager. McGraw-Hill Book Company, Hamburg

Brenner, H. (2002). Autogenes Training. Pabst Science Publishers, Lengerich

Burisch, M. (2005). Das Burnout-Syndrom. Springer Verlag Berlin, Heidelberg

Brause, M., Horn, A.; Schaeffer, D. (2010). Gesundheitsförderung in der stationären Langzeitversorgung, in: Pflegezeitschrift 2010, Jg. 63, Heft 1, S. 8

Duden: Die sinn- und sachverwandten Wörter. Dudenverlag, Mannheim, Wien, Zürich 1989.

Dunckel, H.; Zapf, D. (1991). Psychischer Stress am Arbeitsplatz. Bund Verlag, Köln

Fengler, J. (1992). Helfen macht müde. Pfeiffer Verlag, München

Fengler, J. (1994). Supervision. In: Fengler, J.; Jansen, G.: Handbuch der Heilpädagogischen Psychologie. Kohlhammer Verlag, Stuttgart, Berlin, Köln

Freudenberger, H.; North, G. (1995). Burnout bei Frauen. Fischer Verlag, Frankfurt

Geuter, U. (2002). Seelenleben im Mutterleib. SWR 2 Wissen-Manuskriptdienst

Hackethal, J. (1979). Krankenhaus. Molden Verlag, Wien, München, Zürich, Innsbruck

Hahlweg, K. (1993). Der Stress. Schriftenreihe der Techniker Krankenkasse. Hamburg

Hamilton, D. (1971). Selection of selfish and altristic behavior. In: Eisenberg, J. F. et al. (Hrsg.): Man and breast. Smithsonian Institution Press, Washington

Hardenberg, I. (2001). Schwangerschaft. Erlebnis im Mutterleib. In: GEO 07/01, Gruner + Jahr Verlag, Hamburg

Heinen, N. (1997). Institutionen für Menschen mit geistiger Behinderung: Frühgeburt und geistige Behinderung. In: www.uni-koeln.de/hp-fak/gb/informationen/heinen

Hennenhofer, G.; Heil, K. D. (1995). Angst überwinden. Rowohlt Verlag, Hamburg

Jopp, K. E. (1999). Positiv denken – zufrieden leben. Weltbild Verlag, Augsburg

Juli, D.; Engelbrecht-Greve, M. (1992). Streßverhalten ändern lernen. Rowohlt Verlag, Hamburg

Klingenberger, H. (1992). Ganzheitliche Geragogik. Klinkhardt Verlag, Bad Heilbrunn

Knörzer, W. (1994). Das Burnout-Syndrom als Wachstumschance – Wege der Bewältigung mit Hilfe des Neurolinguistischen Programmierens. In: Meyer, E. (Hrsg.): Burnout und Stress. Praxismodelle zur Bewältigung. Schneider Verlag, Hohengehren

Köther, I.; Gnamm E. (2005). Altenpflege in Ausbildung und Praxis. Thieme Verlag, Stuttgart

Krückels, J. (2004). Anatomie-Physiologie. Arbeitsbuch für Pflegeberufe, Brigitte Kunz Verlag, Hannover Leibold, G. (1983). Schluß mit dem Stress. Humboldt Verlag, München

Linneweh, K.; Haeberlin, P. (1993). Stress. DAK Öffentlichkeitsarbeit, Hamburg

Ministerium für Arbeit, Gesundheit und Soziales des Landes NRW (1992). »Motivationsanalyse von Altenpflegefachkräften. Eine Untersuchung zum 2. Landesaltenplan, Bonn

Ministerium für Arbeit, Gesundheit und Soziales des Landes NRW (1994). Patientenorientierung und Arbeitszufriedenheit im Krankenhaus. Düsseldorf

Modestin, J.; Lerch, M.; Böker, W. (1994).Burnout in der psychiatrischen Krankenpflege. Springer Verlag, Berlin, Heidelberg

Müller, E. H. (1994). Ausgebrannt – Wege aus der Burnout-Krise. Herder Verlag, Freiburg im Breisgau

Murken, A. H. (1990). Geschichte des Hospital- und Krankenhauswesens im deutschsprachigen Raum. In: Sournia, J. C. et al. (Hrsg.): Illustrierte Geschichte der Medizin. Band 3, Andreas Verlag, Salzburg

Olschewski, A. (1959). Stress bewältigen. Haug Verlag, Heidelberg

Pines Ayola, M.; Aronson, E,; Kafry, D. (1993). »Ausgebrannt – Vom Überdruß zur Selbstentfaltung«, Klett-Cotta Verlag, Stuttgart

Rose, R. (1995). Neue Wege gehen. In: Häusliche Pflege 9/95, Vincentz Verlag, Hannover

Rückert, W. (1992). Bevölkerungsentwicklung und Altenhilfe. KDA-Forum, Köln

Ryborz, H. (1990).Die helfende und heilende Hand der Symbole. Oesch Verlag, Zürich.

Sanides, S.; Miketta, G. (1994). Stress – Die Seuche des 20. Jahrhunderts. In: Focus 46/1994, Burda Verlag, München 1994.

Scheppach, J. (1994). Der seelische Kampf, der Menschen gesund hält. In: PM Magazin 07/94. Verlag Gruner + Jahr, Hamburg, München 1994.

Schmidbauer, W. (1992). Helfen als Beruf. Rowohlt Verlag, Hamburg

Schmidbauer, W. (1995). Die hilflosen Helfer. Rowohlt Verlag, Hamburg

Schultz, J. H. (2004). Übungsheft für das Autogene Training. Trias Verlag, Stuttgart

Tepperwein, K. (2000). Die hohe Schule der Hypnose. Weltbild Verlag, Augsburg

Wagner-Link, A. (1993). Der Stress. TK Schriftreihe zur gesundheitsbewußten Lebensführung. Hamburg

Willensöldner, C. (1988). Frustration – Resignation – Erfolgserlebnis in Pflege und Begleitung des älter werdenden Menschen. Recom-Verlag, Basel

Wirsing, K.; Renz, A. (2007). Psychologie für die Altenpflege. Lernfeldorientieites Lehr- und Arbeitsbuch, Beltz Verlag, Weinheim

Tipps zur Thematik Pränatale Psychologie und Medizin

Harms, T. (Hrsg.) (2000). Auf die Welt gekommen. Die neuen Baby-Therapien. Ulrich Leutner Verlag, Berlin

Häsing; H.; Janus, L. (Hrsg.) (1994). Ungewollte Kinder. Annäherungen, Beispiele, Hilfen. Rowohlt Taschenbuch, Hamburg

Hüther, G. (2001). Bedienungsanleitung für ein menschliches Gehirn. Vandenhoeck & Ruprecht, Göttingen

Janus, L. (2000). Der Seelenraum des Ungeborenen. Pränatale Psychologie und Therapie. Walter-Verlag, Olten, Freiburg i. Brsg.

Levend, H.; Janus, L. (Hrsg.) (2000). Drum hab' ich kein Gesicht. Kinder aus unerwünschten Schwangerschaften. Echter Verlag, Würzburg

Nathanielsz, P. W. (1999). Life in the Womb. The Origin of Health and Disease. Promethean Press, Portland

Register

Jürgen Wingchen

Kommunikation
und Gesprächsführung
für Pflegeberufe

Ein Lehr- und Arbeitsbuch

2., aktualisierte Auflage

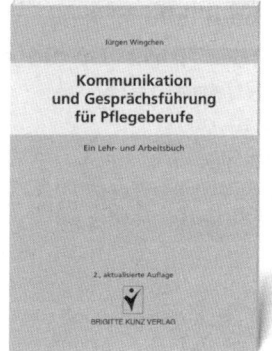

Brigitte Kunz Verlag
2006. 296 Seiten, 14,8 x 21,0 cm, Broschur
ISBN 978-3-89993-439-7
€ 19,90

Lernen Sie in diesem Buch Schritt für Schritt, wie Sie eine Beziehung zum Patienten aufbauen, wie Sie informieren, anleiten und beraten. Die 2. Auflage ist vollständig überarbeitet und aktualisiert. Ganz neu sind die Kapitel Kommunikation und Aphasie, Krisensituationen, Lachen, Begleitung Sterbender und Trauernder sowie Angehörigenarbeit und Beschwerdemanagement.

»Die zweite, aktualisierte Auflage der 'Kommunikation und Gesprächsführung für Pflegeberufe' liefert eine theoretisch gut fundierte und anwendungsbezogene Einführung in zentrale Kommunikationsmodelle. Für professionell Pflegende, die berufliches Handeln immer auch als kommunikativen Prozess verstehen und gestalten möchten, ist das vorliegende Lehr- und Praxisbuch ein ebenso unverzichtbarer wie verlässlicher Begleiter.« *www.socialnet.de*

BRIGITTE KUNZ VERLAG

Stand Juni 2010. Änderungen vorbehalten.

Sandra Masemann · Barbara Messer

100 Tipps für die erfolgreiche Pflegekraft

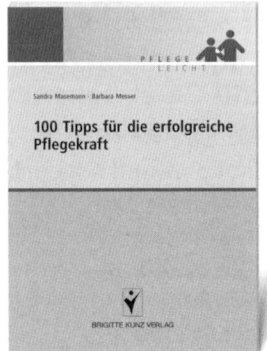

Brigitte Kunz Verlag – Pflege Leicht
2009. 124 Seiten, 14,8 x 21,0 cm, kartoniert
ISBN 978-3-89993-482-3
€ 11,95

Sie sind mit Leib und Seele Pflegekraft; Sie setzen bei Ihrer Arbeit auf Qualität; Sie haben keine Angst vor Entscheidungen – mit anderen Worten: Erfolg im Beruf ist Ihnen wichtig.
Wussten Sie schon, dass es Methoden, Techniken und Handlungsweisen gibt, die Ihnen dabei helfen, nicht nur erfolgreich, sondern auch zufriedener und ausgeglichener zu werden?
Wussten Sie schon, dass Ihr Engagement, Ihre fachliche und menschliche Kompetenz ein Vorbild für Ihre Kolleginnen sein können?

Die 100 Tipps dieses Buches helfen Ihnen dabei, Ihren Beruf (wieder) so auszuüben, dass er Spaß macht (und zufrieden), dass er Herausforderungen bietet (und Entspannung). Lassen Sie die anderen jammern! Seien Sie engagiert, leidenschaftlich und – erfolgreich.

»Praxisnah und kompetent geben die beiden Autorinnen Ratschläge für einen erfolgreichen und erfüllenden Pflegealltag.«   *Pflegezeitschrift*

BRIGITTE KUNZ VERLAG

Stand Juni 2010. Änderungen vorbehalten.